Vera Zylka-Menhorn
Klaus Koch

Endoskopische Operationen

Weniger Schmerzen, schneller gesund

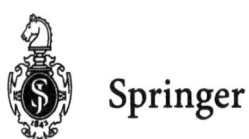

Springer

Mit 32 Abbildungen, davon 8 in Farbe

ISBN-13: 978-3-540-59327-0   e-ISBN-13: 978-3-642-79784-2
DOI: 10.1007/978-3-642-79784-2

Dieses Werk ist urheberrechtlich geschützt. Die dadurch begründeten Rechte, insbesondere die der Übersetzung, des Nachdrucks, des Vortrags, der Entnahme von Abbildungen und Tabellen, der Funksendung, der Mikroverfilmung oder der Vervielfältigung auf anderen Wegen und der Speicherung in Datenverarbeitungsanlagen, bleiben, auch bei nur auszugsweiser Verwertung, vorbehalten. Eine Vervielfältigung dieses Werkes oder von Teilen diese Werkes ist auch im Einzelfall nur in den Grenzen der gesetzlichen Bestimmungen des Urheberrechtsgesetzes der Bundesrepublik Deutschland vom 9. September 1965 in der jeweils geltenden Fassung zulässig. Sie ist grundsätzlich vergütungspflichtig. Zuwiderhandlungen unterliegen den Strafbestimmungen des Urheberrechtsgesetzes.

© Springer-Verlag Berlin Heidelberg 1996

Redaktion: Ilse Wittig, Heidelberg
Umschlaggestaltung: Bayerl & Ost, Frankfurt
unter Verwendung einer Abbildung von The Image Bank
Innengestaltung: Andreas Gösling, Bärbel Wehner, Heidelberg
Herstellung: Sieglinde Jeggle, Heidelberg
Satz: Datenkonvertierung durch Springer-Verlag
Druck: Druckhaus Beltz, Hemsbach
Bindearbeiten: J. Schäffer GmbH & Co. KG, Grünstadt
67/3134 – 5 4 3 2 1 0 – Gedruckt auf säurefreiem Papier

*Für Ute Koch sowie
Gerd und Felix Menhorn*

Inhaltsverzeichnis

1 Chirurgen auf der Schulbank 1
Unruhige Zeiten 4
Die Beipackzettel........................ 5

2 Die Entwicklung der Endoskopie 8
Licht und Bild 9
Anwendungen 14
Fernsehen im OP 15

3 Das »Cockpit« der Chirurgie 18
Das ABC der wichtigsten Instrumente 21
Der erste Stich: Die »Veress«-Nadel
und der Insufflator...................... 22
Hineingelangen: Die Trokare................ 25
Sehen: Das Endoskop und das Licht 26
Vorführen: Video und Monitor 31
Greifen, Schneiden, Klammern 33
Schneiden: Strom ..…................... 36
... oder Laser........................... 41
Die Ergonomie........................... 43

4 Vorbereitung und Anästhesie 46

5 Eingriffe im Bauchraum ... 49
Speiseröhre ... 50
   Blutungen ... 50
   Karzinom ... 51
   Reflux ... 52
Magen und Zwölffingerdarm ... 53
   Geschwüre (Ulcus) ... 53
   Vagotomie ... 53
   Blutungen ... 54
Gallenblase ... 54
   Gallenblaseneröffnung (Cholezystotomie) ... 61
Blinddarm ... 62
   Methoden ... 63
   Studien ... 65
Dickdarm und Enddarm ... 67
Leistenbruch (Herniotomie) ... 71
Die Laparoskopie in der Diagnose
von Erkrankungen im Bauchraum ... 73
Komplikationen ... 76

6 Eingriffe im Brustraum ... 78

7 Ein Blick in die Gelenke ... 81
Das Knie ... 82
   Die Kreuzbandplastik ... 85
Die Hand ... 87
   Das Karpaltunnel-Syndrom ... 88
Die Schulter ... 90

8 Endoskopische Operationen bei Kindern ... 91
Der Bauch ... 92
Der Brustraum ... 94
Operationen vor der Geburt ... 94
   Erste Eingriffe ... 95

9 Gynäkologische Eingriffe 98
Endometriose.......................... 99
Gutartige Wucherungen (Myome)........... 99
Gebärmutterentfernung................... 101
Sterilisation 102
Eileiterschwangerschaften 103
Eileiterspiegelung....................... 103
Eierstockzysten 104

10 Eine kleine Auswahl 105
Die leidige Prostata 105
Lymphknotenentnahme bei Prostatakarzinom 107
Neurochirurgie 109
Die Bandscheiben 110
Hals, Nasen, Ohren..................... 111
Rachen und Kehlkopf 112
Gefäßendoskopie....................... 113

11 Was kostet die minimal invasive Chirurgie? 115
Die betriebswirtschaftliche Rechnung 116
Das Krankenhaus: Rote Zahlen durch Schonung 118
Die volkswirtschaftliche Rechnung 120
Aber: Ausweitung der Indikationen.......... 121

12 Hinter den Kulissen 124
Die Industrie 126
Wissenschaftliche Studien: Mangelware 127
Zurückhaltung beim Blinddarm 129
... Streit bei der Leiste 130
Der Streit um die Einweginstrumente......... 131
Mängel in der Ausbildung................. 133
Kommerzialisierung der Medizin............ 135
Der Streit um den Kuchen 136

13 In Zukunft 138
    Mikromanipulation 139
    Die photodynamische Therapie 140
    Roboter: Der dritte Arm.................. 141
    Die Telechirurgie 142
    Der scheinbare Patient 146
    Zurück auf den Boden der Tatsachen......... 147

Glossar 149

Literatur 155

Abbildungsnachweis 160

Vorwort

Die minimal invasive Chirurgie nutzt neue technologische Möglichkeiten, um Operationen, die zur Erhaltung der Gesundheit notwendig geworden sind, möglichst schonend durchführen zu können. Bildlich gesprochen kann man dies als »Umweltschutz auf den menschlichen Körper bezogen« bezeichnen. So wie in vielen Bereichen des täglichen Lebens bis vor wenigen Jahren große Pläne realisiert wurden, wie zum Beispiel Autobahnen, die einen ungehinderten Verkehr durch die Städte ermöglichen mit Autos, die das Hauptziel hatten, schön und schnell zu sein, wurden bei Operationen hauptsächlich mit großen Schnitten große Eingriffe vorgenommen.

Das Denken der Menschen hat sich jedoch in den meisten Lebensbereichen in den letzten zwei Jahrzehnten gewandelt. Heute denkt man bei allen eingreifenden Konzepten ganz besonders daran, sie so zu gestalten, daß sie die Interessen des menschlichen Lebens und der Natur berücksichtigen. In diesem Zusammenhang gibt es kein wichtigeres Gut als die Unversehrtheit des menschlichen Körpers, und in den Augen der um die Weiterentwicklung der Chirurgie bemühten Ärzte ist nichts wichtiger, als den Patienten durch eine Operation nicht unnötig zu belasten.

Man weiß, daß die großen Schnitte zur Eröffnung der Körperhöhlen zwar gute Übersicht und gute Operationsmöglichkeiten bieten, nach der Operation aber Anlaß für Schmerzen und Komplikationen sein können. Auch in der Chirurgie, die mit öffnenden Schnitten arbeitet, hat man schon lange versucht, durch die Verkleinerung der Schnitte diesen Zusammenhängen Rechnung zu tragen und damit den Patienten weniger Probleme zu bereiten. Allerdings war dies immer auch mit einer Verminderung der Übersicht verbunden, was wieder zu eigenen Problemen führen konnte. Ein glücklicher Umstand hilft heute den Chirurgen. Für die Medizin wurden Optiken entwickelt, die heute Bilder mit einer Präzision liefern, die der Auflösung des menschlichen Auges immer näher kommen. Instrumente wurden immer mehr verfeinert und verkleinert, und technische Entwicklungen aus ganz anderen Bereichen, so zum Beispiel der Fernseh-, Raumfahrt- und Kerntechnik können heute mit großem Nutzen für die Patienten in den medizinischen Bereich übertragen werden.

Mit diesen Entwicklungen ist es heute möglich, kleine Röhren in den Bauchraum einzuführen und dort unter exakter Sicht mit präzisen Schnitten den notwendigen Eingriff durchzuführen. In Bereichen, in denen die Technik ausgereift ist, der Chirurg sie beherrscht und die Bedingungen im Körper für den Eingriff genau kennt, kann die minimal invasive Chirurgie den Patienten schonen, ihn früher aus dem Krankenhaus bringen und rascher wieder sein Leben genießen lassen.

Neue Entwicklungen bringen aber auch neue Unsicherheiten und Risiken mit sich. Die Technologie muß an einem hohen Sicherheitsstandard gemessen werden, der Chirurg mit völlig neuen Unterrichtsmethoden in der Awendung der Technologie und der Methoden perfekt trainiert werden, das Operationsteam auf die richtigen Abläufe eingestellt sein.

Komplikationen, wie sie heute besonders in der sogenannten »Lernphase« auftreten können, schaden dem grundsätzlichen Ziel der minimal invasiven Chirurgie. Diese Komplikationen müssen in Zukunft durch eine Intensivierung und Verbesserung der Trainingsmethoden auch in der Lernphase drastisch gesenkt werden. Ziel muß dabei zum einen sein, mit möglichst realitätsnahen Trainingsmodellen die anatomischen Zusammenhänge, wie sie sich unter der Sicht des Endoskops ergeben, präzise studieren zu können; zum anderen muß durch das Training in der Anwendung der chirurgischen Methode eine hohe Sicherheit erreicht werden, ehe der erste Patient mit der neuen Methode operiert wird.

Das vorliegende Buch von Frau Zylka-Menhorn und Herrn Koch faßt das heute bekannte Wissen in hervorragender Weise zusammen, es ist leicht verständlich geschrieben, verschweigt die bisher negativen Punkte der minimal invasiven Chirurgie nicht, schildert aber genauso objektiv die eindeutigen Vorteile dieser neuen Form der Chirurgie.

Dieses Buch ist in besonderer Weise geeignet, dem interessierten Laien die neuen Wege in der operativen Medizin aufzuzeigen. Für den Patienten hat es den großen Vorteil, daß er sich ein kritisch dargestelltes Basiswissen über einen bei ihm eventuell geplanten Eingriff erwerben kann. Es bereitet den Patienten auch sehr gut auf das außerordentlich wichtige Gespräch mit dem Chirurgen vor, der einen Eingriff bei ihm plant. Dem Buch eine große Verbreitung zu wünschen, bedeutet deshalb auch das Gespräch zwischen Patienten und behandelndem Arzt vorzubereiten und zu verbessern. Bei aller Technologie, die im Operationssaal zur Anwendung kommt, ist dieses Gespräch und der Aufbau einer Vertrauensbasis zum Arzt noch immer die wichtigste Voraussetzung für eine erfolgreiche Heilung.

Professor Dr. Gerhard Bueß, Tübingen

1 Chirurgen auf die Schulbank

Haben Sie Ihren Arzt schon einmal gefragt, wie oft er den Eingriff bereits durchgeführt hat, den er an Ihnen vornehmen will? Nein? Dann sollten Sie das in Zukunft tun, denn noch nie haben sich so viele Anfänger unter den Chirurgen befunden wie derzeit.

Dieses Phänomen ist eine der unangenehmeren Konsequenzen der Revolution, die derzeit in den Operationssälen geschieht. Belegt mit Namen wie »sanfte«, »schonende«, »minimal invasive«, »endoskopische« oder auch »Schlüssellochchirurgie« werden neue Operationsverfahren in den nächsten Jahren nach und nach den Katalog althergebrachter Eingriffe erheblich erweitern.

Die Vorteile liegen vor allem bei den Patienten. Operationen an Gallenblase, Blinddarm oder Gebärmutter sind zwar seit Jahrzehnten sicher und erfüllen ihren Zweck, doch der Patient mußte den Eingriff in seinen Körper mit einem hohen Preis bezahlen. Schmerzen, Narben, lange Krankenhausaufenthalte und eine sich oft über Wochen hinziehende Wiedergenesung gehörten zu den normalen »postoperativen« Konsequenzen. Die minimal invasive Chirurgie tritt mit dem Anspruch an, mindestens genauso gut, sicher und erfolgreich zu sein wie die alten Verfahren, jedoch den Patienten erheblich weniger zu belasten. Das Beispiel der Gallenblasenoperation, die dem Konzept in nur drei Jahren weltweit zum Durchbruch verholfen hat, bestätigt das auch eindrücklich.

Bis etwa 1990 benötigten die meisten Chirurgen einen etwa 15 Zentimeter langen Schnitt in der Bauchdecke des Patienten, um an die steingefüllte Gallenblase zu gelangen. Der Bauchschnitt, jahrzehntelang das Markenzeichen der »offenen« Gallenblasenchirurgie, ist heute bei 90 % der Patienten überflüssig: Statt dessen stechen die Ärzte vier kleine »Knopflöcher« in die Bauchdecke, durch die sie nur fingerdünne Spezialinstrumente einführen. Eines davon ist das Endoskop: Vor eine Videokamera gekoppelt überträgt dieses »Spezialobjektiv« das Geschehen im Körper des Patienten auf einen Fernsehbildschirm. Mit Hilfe dieses Videobildes führen die Chirurgen im Körper dann im wesentlichen dieselbe Operation aus wie bei einem offenen Eingriff.

Doch obwohl die innere Wunde sich kaum verändert hat, merken die Patienten, welchen großen Unterschied ein zehn Zentimeter langer Schnitt in der Haut machen kann. Statt nach acht bis zehn Tagen, wie noch vor drei Jahren üblich, können die Patienten heute schon nach zwei bis vier Tagen, manchmal sogar noch am Tag der Operation, die Klinik wieder verlassen.

Weil die Patienten durch die Operation weniger geschwächt werden, können aber auch viele der unangenehmen »Kleinigkeiten«, die eine offene Operation meist mit sich bringt, wegfallen. Dazu gehören lästige Drainageschläuche in der Wunde, die Flüssigkeit absaugen. In vielen Kliniken bekommen die Patienten nach endoskopischen Eingriffen keine Infusionen mehr, deren juckende Nadel sie ansonsten ein bis zwei Tage in einer Vene im Handrücken oder in der Armbeuge tragen müßten. Schon am Tag nach der endoskopischen Gallenoperation kann der Patient essen und – weil die Wunden weniger stark schmerzen – aufstehen. Aufstehen heißt vor allem: Selbst zur Toilette gehen und nicht die Bettpfanne – eines der peinlichsten Überbleibsel des Mittelalters – benutzen zu müssen.

Hinzu kommen die kosmetischen Vorteile, denn die kleinen Narben sind nicht so auffällig. Aber große Narben im Bauchraum sind auch nicht ohne medizinisches Risiko, denn sie können zu Verwachsungen und Verklebungen der Darmschlingen oder anderer innerer Organe mit der Bauchwand führen. Solche Vernarbungen können Jahre nach der Operation zu Darmverschlüssen und bei Frauen sogar zur Unfruchtbarkeit führen, weil sie die Eileiter verkleben. Einige Chirurgen greifen gerade deshalb zum Endoskop, weil sie hoffen, daß diese Spätkomplikationen nach minimal invasiven Bauchoperationen seltener werden.

Nie hätten Chirurgen es für möglich gehalten, daß es bei vielen Operationen ausgerechnet der erste Schnitt ihrer Arbeit zu sein scheint, der den Patienten so mitnimmt. Der »Zugang« ist es, der die größten Schmerzen verursacht. Er löst im Körper wesentlich heftigere Reaktionen aus, als etwa eine Operation an der Leber: Hormonhaushalt und Immunsystem stellen sich um, der Darm stellt einige Tage seine Bewegungen ein und die Stoffwechselschalter werden auf »krank« gestellt – und so fühlt man sich denn auch.

Die minimal invasive Chirurgie hat sich deshalb zum Ziel gesetzt, beim Zugang so bescheiden wie möglich zu sein. Und damit verspricht sie weit mehr zu werden als nur eine bessere Alternative zu den alten Methoden. Schon jetzt hat sie einen gewaltigen Technologieschub ausgelöst: Kleinere und neuartige Instrumente und deren geschicktere – in Zukunft häufig computergesteuerte – Handhabung, führen dazu, daß die Chirurgen immer weniger Platz im Körper des Patienten benötigen und unbeteiligte Organe und Gewebe, die nicht das eigentliche Ziel der Operation sind, zunehmend weniger schädigen müssen. Das wird an so extrem empfindlichen Organen wie Gehirn und Rückenmark Schritt für Schritt neuartige mikrochirurgische Eingriffe ermöglichen, die mit althergebrachten Instrumenten undurchführbar sind. Schon jetzt ist ein technischer Stand erreicht, an dem der menschliche Chirurg es ist, der die Präzision der Techniken begrenzt. Deshalb wird vielerorts bereits an der Entwicklung von Computern und Robotern gearbeitet, die dort millimetergenau unterstützen oder einspringen sollen, wo der Arzt an seine naturgegebenen Grenzen stößt.

Unruhige Zeiten

Für die Chirurgen, die überweisenden Hausärzte und die Patienten haben unruhige Zeiten begonnen. Sie werden sich in den nächsten Jahren ständig auf neue Operationsverfahren einstellen müssen. Der Zug rollt unaufhaltsam. Operationen an Gallenblasen, Blinddarm, Leistenbruch, Speise- und Luftröhre, Magen und Darm, Eierstöcken und Gebärmutter, Blase und Prostata, Bandscheiben und Gelenken werden bereits heute vielerorts mit Hilfe von Endoskopen minimal invasiv durchgeführt. Es gibt keine Körperhöhle mehr, die nicht endoskopisch inspiziert werden kann. Und wöchentlich erscheinen in der Fachliteratur neue Berichte, in denen eine weitere Operation zum ersten Mal »minimal invasiv« vorgenommen wurde.

Doch gerade angesichts der Rasanz, mit der die neuen Methoden in den Operationssaal drängen, ist eine gesunde Skepsis angebracht. Der Verzicht auf den großen Schnitt ist keine Garantie, daß die Operation auch ihren Zweck erfüllt und sicher ist. Auch wenn ein Eingriff

»sanft« heißt, schneiden die Chirurgen nach wie vor mit rasiermesserscharfen Klingen, Elektroinstrumenten oder Laserstrahlen in unmittelbarer Nähe von wichtigen Blutgefäßen und Nerven. Handwerklich und technisch ist ein endoskopischer Eingriff fast immer schwieriger als der offene, so daß die Ärzte sehr viel Übung brauchen, um Fehler zu vermeiden.

Die Zeit wird zeigen, ob das langfristige Resultat nach endoskopischen Operationen genauso gut ist wie nach offenen.

In dieser unvermeidlichen Phase der Unsicherheit soll dieses Buch dem Patienten die Prinzipien und Hintergründe der minimal invasiven Chirurgie darstellen sowie exemplarisch einige zentrale Anwendungen und die Diskussionen der jungen und sich schnell entwickelnden Methoden aufzeigen.

Der Beipackzettel

Auch die minimal invasive Chirurgie ist nicht frei von »Nebenwirkungen« – inner- und außerhalb des Operationssaals. Sie sollen in diesem Buch nicht verschwiegen werden. Zum einen ist sie eine Fortsetzung der teuren »Apparatemedizin«, die vor allem bei technikverliebten Ärzten die Gefahr verstärkt, andere Behandlungsalternativen aus den Augen zu verlieren. Zudem hat sie der »Kommerzialisierung« der Medizin einen gehörigen Schub gegeben. Krankenhäuser und ambulant operierende Ärzte sind Wirtschaftsunternehmen, die sich Investitionen in die sehr teure Ausrüstung zur minimal invasiven Chirurgie nur leisten können, wenn sie dann auch genügend Patienten behandeln, damit sich die Anschaffungen bezahlt machen.

Und zuletzt ist die minimal invasive Chirurgie schlicht eine junge Technik. Nur eine Handvoll der Chirurgen hat damit vor 1990 Erfahrungen gesammelt. Angestoßen durch die Medien war die Nachfrage der Patienten nach der »sanften« Operationsmethode so groß, daß in den letzten Jahren weltweit Zehntausende von erfahrenen Chirurgen noch einmal die »Schulbank« drücken mußten, wenn sie nicht den Anschluß verlieren wollten. Das hat die Ausbildung vor völlig neue Probleme gestellt: Ein ganzer Berufsstand wollte lieber heute als morgen angelernt werden.

Kein Wunder also, daß wegen der Unerfahrenheit der Chirurgen neue endoskopische Operationen oft länger dauern und die Komplikationsrate oft zwei- bis dreimal höher liegt als bei den alten offenen Verfahren, die seit Jahrzehnten eingeschliffen und den Chirurgen in Fleisch und Blut übergegangen sind. Auch die Abfolge der einzelnen Operationsschritte und die technischen Gerätschaften sind, wie bei der Neueinführung einer Technik fast unausweichlich, noch nicht völlig ausgereift.

Aufgrund der kurzen Erfahrung herrscht bei den meisten Operationsverfahren noch Unsicherheit, wie gut sie wirklich sind und ob gelegentlich zu verzeichnende Zwischenfälle und Komplikationen an einer der endoskopischen Technik innewohnenden Fehleranfälligkeit oder an der Unerfahrenheit eines Arztes liegen, der sich zu forsch und ohne ausreichende Ausbildung an die neue Operationsmethode gewagt hat. Viele Chirurgen geben offen zu, daß sie bei ihren ersten minimal invasiven Operationen ihr Versprechen relativ oft nicht halten konnten: Zwar kam es nur selten zu lebensgefährlichen Zwischenfällen, aber sie waren immer wieder gezwungen, im Laufe der Operation doch auf das offene Verfahren umzusteigen.

Diese unvermeidliche Unsicherheit verlangt auch von den Patienten in den nächsten Jahren eine Portion Pioniergeist. Die minimal invasive Chirurgie verspricht klare und wertvolle Vorteile und meist hält sie ihr Versprechen. Doch das Endoskop ist kein Zauberstab. Deshalb sollte der Patient seinem Arzt vorher ein paar Fragen stellen – und dazu gehört diese: Ihr wievielter Patient bin ich?

2 Die Entwicklung der Endoskopie

1954 fanden Handwerker bei der Renovierung des Frankfurter Doms einen alten Grabstein. Selbst wenn sie seine verwitterte lateinische Inschrift hätten entziffern können, deren Sinn hätten sie wohl kaum verstanden: »Dr. Phillip Bozzini«, so lautet die Übersetzung der 1809 in den Marmor gemeißelten Zeilen, »war der erste, der versuchte, mit raffiniert geführtem Licht einen Blick in die inneren Hohlräume des Menschen zu werfen.«

Medizinchronisten wissen heute, daß es dem schon mit 35 Jahren gestorbenen Frankfurter Arzt tatsächlich vier Jahre vor seinem Tod gelungen war, mit einem von ihm entwickelten »Lichtleiter, einer Erfindung zur Anschauung innerer Teile und Krankheiten« (Abb. 1), die Harnblase einer Patientin zu inspizieren. Auch wenn die Idee, mit einem »Sehtrichter« in Darm, Blase, Scheide und andere Körperöffnungen hineinzuschauen, wohl mehr als 3000 Jahre alt ist – schon vorchristliche Quellen berichten darüber –, gilt deshalb für viele Medizinhistoriker das Jahr 1805 als Geburtsjahr der neuzeitlichen Endoskopie.

In der Tat zeigen Schriften Bozzinis, daß er sich bereits über die drei zentralen technischen Voraussetzungen der modernen minimal invasiven Chirurgie Gedanken gemacht hat: 1. Wie bekommt man genügend Licht

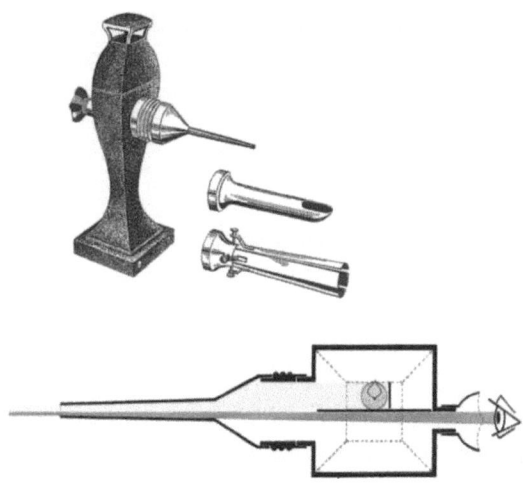

Abb. 1. Der 1805 von Phillip Bozzini entworfene »Lichtleiter« gilt als Beginn der neuzeitlichen Enoskopie. Das Instrument, in dem eine brennende Kerze für Licht sorgte, wurde zur Inspektion von Blase, Enddarm und Scheide eingesetzt.

in den Körper hinein? 2. Wie bekommt man ein brauchbares Bild aus dem Körper heraus? und 3. Wie kann man im Inneren des Körpers hantieren? Da diese drei Kernfragen der endoskopischen Chirurgie selbst im heutigen Operationssaal noch nicht endgültig gelöst sind, ist diese geraffte Schilderung der Geschichte der minimal invasiven Chirurgie eher ein Zwischenbericht als eine Abschlußbilanz.

Licht und Bild

Die Entwicklung der Endoskopie spiegelt, wie sollte es auch anders sein, den technischen Leistungsstand der jeweiligen Zeit. Die wenigsten Mediziner, die zusammen mit Feinmechanikern und Instrumentenbauern neue

Techniken in ihre Praxen und Kliniken einführten, haben diese Techniken selbst erfunden. Aber ihre nicht zu unterschätzende Leistung bestand darin, die Bedeutung von Erfindungen ihrer Zeit zu erkennen und für die Medizin nutzbar zu machen. Techniken der Feinmechanik, Optik, Elektrotechnik, aus Flugzeugbau, Fernseh- und Computertechnik wurden so nach und nach in den Operationssaal übertragen.

Bozzini hatte in der Tat ganz unten angefangen. Sein Lichtleiter bestand aus zwei Teilen (s. Abb. 1). Das Endoskop selbst war nicht mehr als ein schlichtes Metallrohr, durch das er gleichzeitig das Licht einer Kerze in die Körperhöhle spiegelte und hindurchschaute. Auch wenn das ganz schön heiß werdende Gerät beispielsweise zur Inspektion einer Harnblase zwischen den Beinen einer Patientin nur sehr umständlich zu handhaben war, gelang es Bozzini dennoch, mit seiner Hilfe Harnsteine in der Blase zu identifizieren. Eifersüchtige Intrigen innerhalb der Ärztevereinigungen, auf deren Einverständnis er zum Einsatz seines Gerätes angewiesen war, verhinderten jedoch ein Verbreitung des Lichtleiters. Als Bozzini 1809 an Typhus starb, geriet auch sein Gerät in Vergessenheit.

Zum »Vater der Endoskopie« wurde so knapp 50 Jahre später der französische Urologe Antonin-Jean Desormeaux. Er baute 1853 ein Instrument zur Blasenspiegelung, daß tatsächlich in vielen Hauptstädten Europas in den klinischen Einsatz gelangte (Abb. 2). Zwar verwendete sein Endoskop immer noch kein Linsensystem, aber immerhin wurde das Licht einer Petroleumflamme bereits über einen Spiegel in das Organ geworfen. Abwandlungen des Desormeauxschen Apparates wurden bis in die 80er Jahre des 19. Jahrhunderts zur Inspektion aller Körperöffnungen verwendet. Dabei war wegen der mangelnden Lichtstärke die Reichweite des Endoskops auf ein paar Zentimeter beschränkt. Dennoch geschah

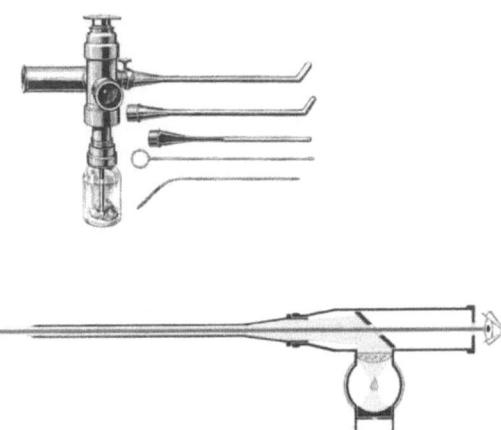

Abb. 2. 1853 baute der Franzose Anonin-Jean Desormeaux sein Instrument zur Blasenspiegelung. Das Licht einer Petroleumlampe wurde mit Hilfe einer Linse und eines Spiegels in das Innere der Blase geführt.

auch der erste Versuch einer »Magenspiegelung« mit ihm. Als Versuchsobjekt engagierte Adolf Kußmaul, Professor für klinische Medizin in Freiburg, im Jahr 1870 einen Schwertschlucker, der einen 47 Zentimeter langes und 13 Millimeter starkes Metallrohr schlucken mußte. Das gelang dem Gaukler zwar, aber Kußmaul konnte durch das lange Rohr wegen Lichtmangels nichts erkennen.

1879 begann dann mit einem Instrument, das der Dresdener Arzt Maximilian Nitze entwickelt und erstmals zur Inspektion von Blase und Darm eingesetzt hatte, eine neue Ära der Endoskopie (Abb. 3). Nitzes Instrument war in zwei Aspekten wesentlich verbessert: Als Lichtquelle hatte er einen Platindraht in einer Mulde an der Spitze des Endoskops angebracht. Der wurde während des Einsatzes des Endoskops durch Batteriestrom zum Weißglühen gebracht und leuchtete so die Körper-

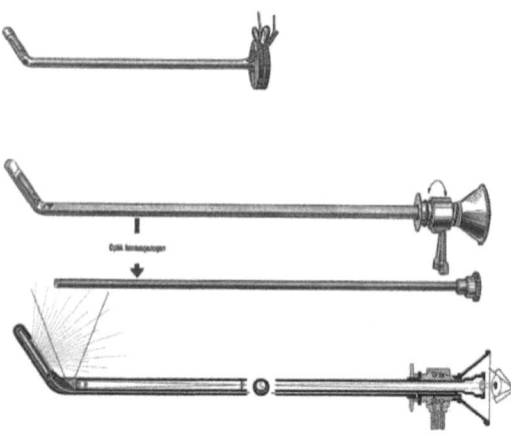

Abb. 3. Das Endoskop, das der Dresdner Arzt Maximilian Nitze 1879 vorstellte, enthielt die Lichtquelle in der abgebogenen Spitze und ein Linsensystem zur Bildübertragung.

höhle aus. Zum anderen verwendete Nitze zum erstenmal ein aus drei Glaslinsen bestehendes System zur Bildübertragung. Diese »Optik«, deren Idee er aus der Mikroskopie übernommen hatte, wurde für die nächsten 60 Jahre die Grundlage der Endoskopbildübertragung. Der Glühdraht wurde dann später durch Nitzes Wiener Instrumentenbauer Josef Leiter gegen ein kleines Glühbirnchen ausgetauscht.

Von vielen Ärzten, vor allem Urologen, wurde der Einsatzbereich des Nitze-Leiter-Endoskops bis in die Zeit nach dem 2. Weltkrieg ständig erweitert: Neben den natürlichen Körperhöhlen wie Blase, Enddarm, Scheide, Gebärmutter, Speiseröhre und Luftröhre wurden auch durch künstliche Öffnungen die Bauchhöhle, der Brustraum und das Kniegelenk inspiziert.

Erst 1952 entwickelten Fourestier, Gladu und Valmiere das Beleuchtungsprinzip, wie es im Prinzip auch in heutigen Endoskopen eingesetzt wird. Sie installierten die

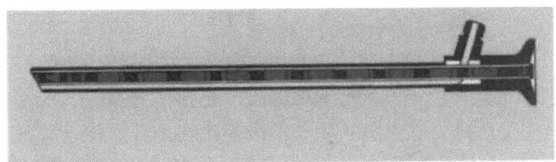

Abb. 4. Schematischer Querschnitt durch ein modernes Endoskop. Das Licht wird an Linsen aus Luft gebrochen und in Stäben aus Glas transportiert.

Lampe wieder außerhalb des Körpers und leiteten deren Licht über einen Quarzstab in den Körper. Einerseits wurde so die ständig durch die heiße Glühbirne drohende Verbrennungsgefahr verringert (beseitigt wurde sie erst 1970 mit der Entwicklung von »Kaltlichtlampen«), und andererseits konnte die Helligkeit so gesteigert werden, daß nun die Routineaufnahme von Fotos möglich wurde (obwohl erste Fotoversuche bis in das Jahr 1875 zurückreichen).

Ein Jahr später sorgte dann der britische Physiker Harold Hopkins durch sein sogenanntes Stablinsensystem für einen entscheidenden Qualitätssprung in der Bildübertragung. Er kehrte das Bauprinzip der bis dahin verwendeten Linsensysteme praktisch um: Statt schmaler Linsen, die durch lange luftgefüllte Zwischenräume getrennt waren, verwendete Hopkins Glasstäbe mit exakt geschliffenen Enden, die nur noch durch schmale Luftspalte getrennt waren (Abb. 4). Durch dieses Konstruktionsprinzip verdoppelte sich die Lichtausbeute, auch der Kontrast und die Farbtreue nahmen zu. Verbesserte Hopkins-Systeme sind bis heute die technische Grundlage der starren Endoskope. Das aus Glasfaserbündeln aufgebaute flexible Fiberendoskop wurde 1957 entwickelt und findet bis heute vor allem in der Diagnostik des Verdauungstraktes Anwendung.

Anwendungen

Die Intensität mit der die minimal invasive Chirurgie Ende der 80er Jahre in Presseberichten und Medien auf der Bildfläche erschien, täuscht den falschen Eindruck vor, als wäre die Idee zur Operation ohne großen Schnitt gerade neu geboren wurden. In Wahrheit haben vor allem Urologen und Gynäkologen, aber vereinzelt auch Chirurgen schon früh damit begonnen, den Blick durch ein Endoskop nicht nur zur Diagnose, sondern auch zur Behandlung zu nutzen. Genaugenommen kam es schon durch Desormeaux zur ersten endoskopischen Operation. Er hatte mit Hilfe seines Endoskops bereits kleine Tumoren in der Blase beseitigt.

1901 führte dann Georg Kelling mit einem weiterentwickelten Nitze-Endoskop eine Bauchspiegelung durch – zum ersten Mal wurde kein natürlicher Zugang genutzt, sondern durch einen Schnitt ein künstlicher Zugang gelegt. Den Begriff Laparoskopie verwendete der schwedische Arzt Hans Christian Jakobaeus 1910 zum ersten Mal für seine Bauchspiegelungen. Innerhalb von zwei Jahren, bis 1912, untersuchte er 42 Patienten laparoskopisch. Außerdem führte er bei weiteren 27 »thorakoskopische« Untersuchungen am Brustraum durch.

Während der weiteren Anwendung der Endoskope wurde nach und nach auch das Arsenal der kleinen und großen Hilfsgeräte und Instrumente entwickelt, ergänzt und verbessert. Schon Kelling hatte 1901 die Idee, den Bauch mit Luft aufzublähen. Ab 1933 wurde dazu Kohlendioxid verwendet, 1938 baute Verres die heute noch eingesetzte Sicherheitskanüle zur Belüftung des Brustraumes. 1934 setzte der Amerikaner Ruddock dann zum ersten Mal Strom ein, um durch Elektrokoagulation die Eileiter zu durchtrennen. Tatsächlich wurde die Eileitersterilisation zur ersten Routineprozedur der Laparoskopie.

Ohnehin geht der Einsatz der Endoskope im Bauchraum wesentlich auf die Initiative von Frauenärzten zurück. Einer der fleißigsten Entwickler, was die laparoskopischen Operationstechniken angeht, war der Kieler Frauenarzt Kurt Semm, der auch eine Lehre als Feinmechaniker absolviert hatte. Er und sein Team perfektionierten fast das gesamte laparoskopische Operationsrepertoire der Gynäkologen und bauten die dafür nötigen Geräte selbst. Aus seiner Klinik stammen unter anderem der Prototyp einer heute eingesetzten automatischen Kohlendioxidpumpe, ein »sicherer« Elektrokoagulator, ein Spül- und Absauggerät sowie ein Trainingsgerät für die Ausbildung der jungen Gynäkologen.

Auch einige Orthopäden erkannten früh die Vorteile der Endoskopie. Schon 1918 hatte in Japan die erste Inspektion eines Kniegelenkes stattgefunden. 1962 gelang dem Japaner Watanabe dann die Entfernung eines eingerissenen Meniskus per Arthroskop – ein Eingriff, der heute vielerorts schon ambulant durchgeführt wird.

In der Thorakoskopie hatte Raimund Wittmoser in den 50er und 60er Jahren die Operationstechnik am Brustkorb wesentlich entwickelt und gleichzeitig den Einsatz von Fotografie und Videobildübertragungssystemen vorangetrieben. Etwas später entwickelte die Gruppe um den Tübinger Chirurgen Gerd Bueß ein endoskopisches Operationssystem für den Enddarm, mit dem der Arzt Tumoren durch den After des Patienten entfernen kann.

Fernsehen im OP

Etwa 1986, als kleine auf der Basis von CCD-Chips entwickelte Videokameras auf den Markt kamen, begann für die Endoskopie eine neue Zeitrechnung (Abb. 5). Die handlichen Kameras konnten direkt an das Endoskop

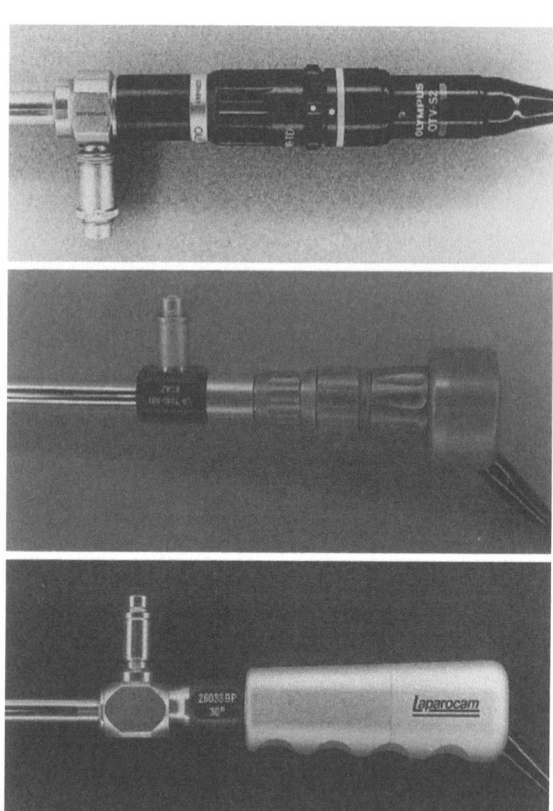

Abb. 5. Drei CCD-Videokameras, wie sie im Operationssaal zum Anschluß an Endoskope verwendet werden.

angekoppelt werden. Jetzt mußte der Arzt nicht mehr ein Auge auf das Endstück des Endoskops gepreßt halten, sondern konnte auf im Operationssaal aufgestellten Bildschirmen Einblick nehmen. Noch wichtiger war jedoch, daß die Fernsehübertragung auch anderen Personen die Mitarbeit ermöglichte: Jetzt konnten mehrere Chirurgen in einem Team zusammenarbeiten, um komplexere Operationen durchzuführen.

Die Videotechnik legte deshalb den Grundstein für den Einzug der Endoskopie in die Chirurgie. Zum Wegbereiter wurde die Gallenblasenentfernung (Cholezystektomie). Obwohl der Frauenarzt Semm bereits 1980 – übrigens sehr zum Unmut der Chirurgen – die erste laparoskopische Blinddarmentfernung vollzogen hatte, begannen erst ab 1985 an mehreren Zentren in Europa und Nordamerika tierexperimentelle Studien zur Entwicklung der laparoskopischen Video-Cholezystektomie. Bereits im September 1985 hatte der Chirurg E. Mühe am Kreiskrankenhaus Böblingen mit einem umgebauten Rektoskop, das eigentlich zur Inspektion des Enddarms gedacht ist, die erste erfolgreiche Gallenblasenentfernung durchgeführt – allerdings ohne die heute übliche Videounterstützung.

Die Zeit war reif für die endoskopische Chirurgie: Als 1987 der Franzose Mouret in Lyon die erste »moderne«, videounterstützte laparoskopische Gallenblasenentfernung durchführte, folgten ihm Kollegen auf der ganzen Welt fast gleichzeitig. Der Damm zum Einzug der Endoskopie in die Chirurgie war gebrochen.

3 Das »Cockpit« der Chirurgie

»Minimal« ist an der minimal invasiven Chirurgie nur der Zugang in den Körper des Patienten. Für Ärzte und Kliniken hingegen bedeutet die patientenschonende Operationsvariante maximalen technischen Aufwand. In den Operationssälen, dort wo noch vor wenigen Jahren Skalpell, Nadel und Faden das wesentliche Handwerkszeug des Chirurgen waren, kommt heute ein ganzes Arsenal von Spezialinstrumenten und elektronischen High-Tech-Apparaten zum Einsatz. Obwohl viele der Geräte aus Sicht der Chirurgen noch nicht optimal sind, stecken in jedem einzelnen bereits Jahre an Entwicklungsarbeit. Die Tüftelei der Ingenieure und Feinmechaniker schlägt sich im Preis nieder: Die Ausstattung für einen für die minimal invasive Chirurgie tauglichen Operationssaal kostet – wenn man berücksichtigt, daß die meisten Geräte für den Fall eines Defektes während eines Eingriffes mindestens zweimal vorhanden sein müssen – soviel wie ein einfaches Einfamilienhaus.

Für das Geld erwirbt die Klinik derzeit noch eine Technik im Übergangszustand: Zwar erfüllen die Geräte ihre Aufgabe zufriedenstellend, doch es herrscht chronisches »Chaos«, wie der Tübinger Chirurg Gerhard Bueß, einer der Wegbereiter der minimal invasiven Chirurgie in Europa, beim Blick auf seinen eigenen Operationssaal unumwunden zugibt. Weil je nach Art des minimal inva-

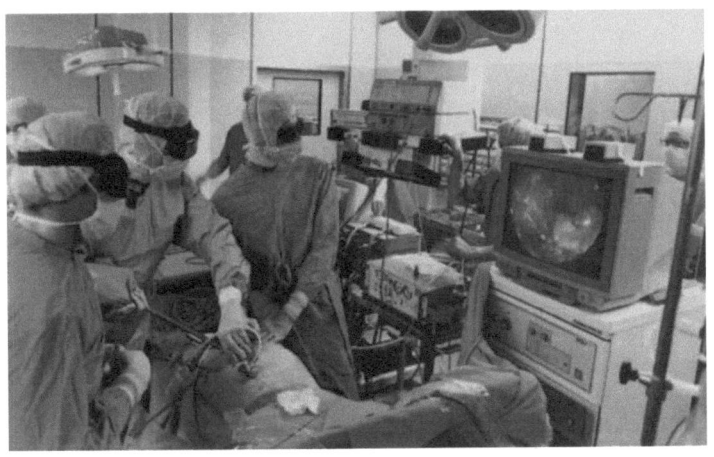

Abb. 6. Die Vielzahl technischer Geräte läßt während einer endoskopischen Bauchoperation den Platz um den Patienten recht knapp werden.

siven Eingriffs ein gutes Dutzend elektronischer Geräte und eine Vielzahl von Instrumenten vom Operationsteam benötigt werden, ist der Platz um den in Narkose auf dem OP-Tisch liegenden Patienten recht knapp (Abb. 6). Bei einer typischen Operation im Bauchraum, Vergleichbares gilt aber auch für andere Varianten der minimal invasiven Chirurgie, stehen insgesamt drei Operateure – darunter einer als »Kameramann« – auf beiden Seiten des Patienten (Abb. 7). Zwei große Fernsehbildschirme sind so aufgestellt, daß die Ärzte das per Videokamera aus dem Körper des Patienten übertragene Geschehen einigermaßen bequem mitverfolgen können. Die Elektronik für die Aufbereitung und Aufzeichnung des Videobildes stapelt sich meist auf einem Rollregal am Kopfende des OP-Tisches. Hier steht auch die Lichtquelle. Ein weiteres Regal enthält einen Generator für Hochfrequenzstrom und die Gasdrucksteuerung samt der Vorratsflaschen für

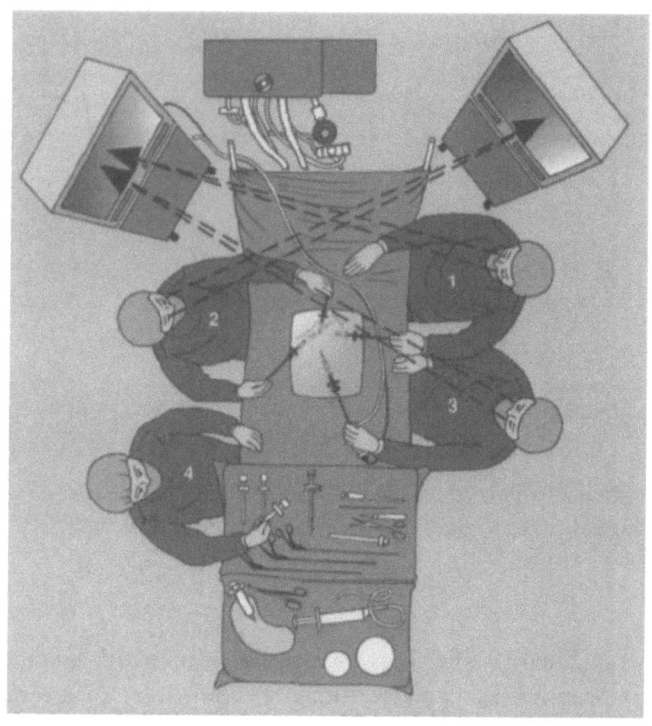

Abb. 7. Typische Stellung des Operationsteams und Anordnung von Geräten und Instrumenten.

Kohlendioxid, Spül- und Absaugflüssigkeit. Für das Tablett mit den Spezialinstrumenten ist da manchmal nur noch auf den steril abgedeckten Beinen des Patienten Platz. Insgesamt gibt es über 100 Instrumente, Knöpfe, Regler und Fußschalter, die ständig in Reichweite des Operationsteams sein müssen. was die Anforderungen an die Chirurgen mit der einer Cockpitbesatzung während der Landung eines Düsenjets vergleichbar macht.

Das ABC
der wichtigsten Instrumente

Ob eine Operation gelingt, ist im Zeitalter der minimal invasiven Chirurgie nicht mehr nur vom Können des Chirurgen, sondern zunehmend auch von der Leistungsfähigkeit seiner Ausrüstung abhängig. Im Operationssaal eingesetzte Instrumente oder elektronische Geräte müssen eine lange Liste von Anforderungen erfüllen. Ganz oben steht natürlich eine besondere Zuverlässigkeit, da es um den Einsatz am Menschen geht. Die Instrumente müssen (oder besser: müßten) von den Ärzten leicht und ermüdungsfrei bedient werden können, weil das die Sicherheit der Operation erhöhen und Operationszeiten verkürzen hilft. Hinzu kommen die speziellen Anforderungen der minimal invasiven Chirurgie, die die Entwickler zwingen, die Instrumente so zu miniaturisieren, daß sie durch bleistift- bis daumendicke Löcher hindurchpassen.

Nicht zu unterschätzende Probleme bereitet den Geräteentwicklern auch, daß alle Instrumente, die in direkten Kontakt mit dem Patienten kommen, sterilisierbar sein müssen. Dazu müssen sie in Lösungen eingelegt werden können, oder – besser noch – eine Autoklavierung (Hochdrucksterilisation) mit etwa 130° Celsius heißem Wasserdampf aushalten, was extreme Anforderungen an Dichtigkeit, Haltbarkeit und Korrosionsbeständigkeit der Materialien stellt. Einige Firmen umgehen dieses Problem schlicht, indem sie – allerdings teure – Einweginstrumente anbieten, die werksseitig sterilisiert sind und nach einem Einsatz in den Müll wandern.

Noch befindet sich die minimal invasive Chirurgie in einer Phase rasanter technischer Entwicklung. Neue, verbesserte Instrumentengenerationen drängen in schneller Folge auf den Markt. Firmen aus der Computerbranche, aus der Luftfahrt- und Kernforschung, wo durch die Streichung von Forschungsmitteln in den letzten Jahren Kapazitäten frei geworden sind, arbeiten eng mit Chirurgen zusammen und entwerfen ständig neue Prototypen, um noch bestehende Schwachstellen zu beseitigen. In Deutschland hat sich etwa um die vom Bundesforschungsministerium geförderte Gruppe des Tübinger Chirurgen Gerhard Bueß ein dichtes Netz von Kooperationen gebildet, an dem vor allem das Forschungszentrum Karlsruhe, aber auch Firmen wie die Mercedes-Benz-Tochter Dornier beteiligt sind.

Der erste Stich: Die »Veress«-Nadel und der Insufflator

Voraussetzung für die bislang ausgeübte endoskopischen Operationstechnik ist eine Körperhöhle, in der der Chirurg freie Sicht hat und die Instrumente handhaben kann. Je nach Operationsgebiet ist solch eine Höhle bereits vorhanden, beispielsweise im Kniegelenk oder im Brustraum, wenn ein Lungenflügel zusammengefallen ist, oder sie muß erst geschaffen werden. Für Operationen im Bauchraum wird dazu die »Bauchhöhle« durch Gas aufgebläht, Mediziner sprechen vom »Anlegen des Pneumoperitoneums«. Dazu wird heute steril gefiltertes Kohlendioxid verwendet.

Die Gaszuleitung geschieht über die nach ihrem Erfinder benannte »Veress«-Nadel. Das ist eine kräftige Hohlnadel, die meist in der Nähe des Nabels durch die Bauchdecke gestoßen wird (Abb. 8). In der Kanüle liegt als Sicherheitsvorkehrung ein beweglicher Stift, der von einer Feder getrieben vorschnellt, sobald die Nadel die Bauchdecke durchstoßen hat. Der stumpfe Stift soll die in den Bauchraum hineinragende scharfe Spitze der Nadel

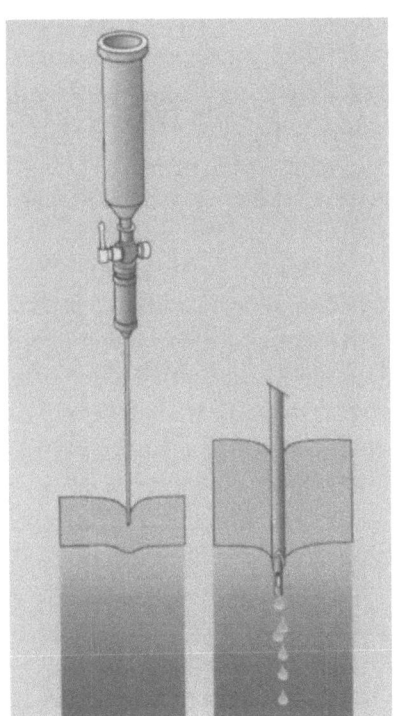

Abb. 8. Sobald die »Verres-Nadel« die Bauchdecke durchdrungen hat, schnellt ein abgerundeter Stift vor. Mit einer Kochsalzlösung wird überprüft, ob die Nadel richtig sitzt.

überragen und so das Risiko reduzieren, daß bei einem versehentlichen zu tiefen Eindringen ein inneres Organ verletzt wird.

Über einen Schlauch wird die Veress-Nadel an den sogenannten Insufflator angeschlossen. Dieses Gerät regelt den Zustrom des sterilen Kohlendioxidgases aus einer Vorratsflasche, so daß sich der Bauch zügig aufbläht. Die Elektronik moderner Insufflatoren hält während der gesamten Operation einen von den Ärzten vorgegebenen Druck aufrecht. Gasverluste durch Aufnahme des sehr gut löslichen CO_2 ins Gewebe oder durch Undichtigkeiten werden automatisch ausgeglichen. Das geht freilich nur, wo Gasdichtheit zumindest einigermaßen gegeben ist. Deshalb müssen während der Operation alle Zugänge zum Bauchraum möglichst dicht geschlossen bleiben. Wo Gasdichtheit nicht möglich ist, etwa bei Operationen an der Speiseröhre, muß die Operationshöhle mit mechanischen Hilfen – etwa aufblasbaren Ballons – geschaffen werden.

Über die Verwendung des Kohlendioxidgases zur Anhebung der Bauchdecke ist das letzte Wort allerdings noch nicht gesprochen. Vor allem zwei Gründe sprechen gegen die Gasdehnung. Zum einen schränkt der Zwang, möglichst gasdicht zu arbeiten, die Gestaltungsmöglichkeiten der Instrumente ein. Sie müssen grundsätzlich eine runden Querschnitt haben.

Hinzu kommt eine unangenehme Nebenwirkung der Gasdehnung, die etwa 60 % der Patienten mit hohen Erwartungen an die als schmerz- und belastungsarm angekündigte laparoskopische Operation enttäuscht: Bei ihnen löst die Dehnung der Bauchdecke das sogenannte postlaparoskopische Schmerzsyndrom aus. Dabei handelt es sich um leichte bis mittelstarke Schulterschmerzen, die oft die Einnahme von Schmerzmitteln nötig machen, was durch die minimal invasive Chirurgie ja gerade vermieden werden soll. Offenbar wird durch die Gasdehnung bei manchen Patienten ein ins Zwerchfell hineinziehender Ast eines Nervs gereizt, der auch das Schultergebiet versorgt. Noch ist indes unklar, ob die Reizung durch die schlichte Gewebedehnung, den Temperaturabfall durch zu kühles Gas oder durch eine mit der CO_2-Verwendung verbundene Ansäuerung verursacht wird. Aus diesen Gründen verwenden einige Chirurgenteams hydraulischen Lifte, die durch in den Bauch eingeführte Halterungen die Bauchdecke mechanisch anheben.

Hineingelangen: Die Trokare

Ist der Bauch gebläht, werden mit Hilfe der sogenannten Trokare die Zugänge für das Endoskop und das Operationsbesteck geschaffen. Ein Trokar ist im Prinzip nichts anderes als ein großer, scharf angespitzter oder geschliffener Nagel. Er wird vor der Punktion der Bauchdecke in eine eng sitzende »Trokarhülse« gesteckt, aus der nur seine Spitze herausragt (Abb. 9). Mit beiden wird dann vorsichtig die Bauchdecke durchstochen.

Anschließend wird dann der Trokar entfernt, während die Hülse die gesamte Operation hindurch in der Bauchdecke verbleibt. Sie dient als Operationskanal, durch den die Instrumente eingeführt und leicht gewechselt werden können. Trokare und Hülsen gibt es in verschiedenen Durchmessern (meist zwischen 5 und 20 Millimetern), so daß sie passend zu den Instrumenten gewählt werden können. Die Abstimmung von Instrument

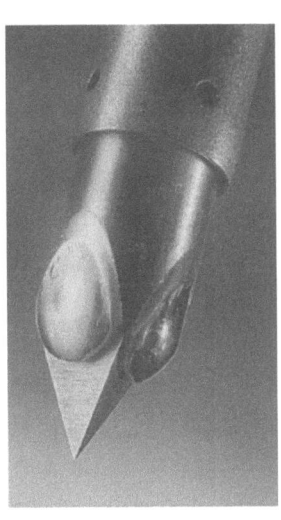

Abb. 9a. Die Dreikantspitze eines Trokars.

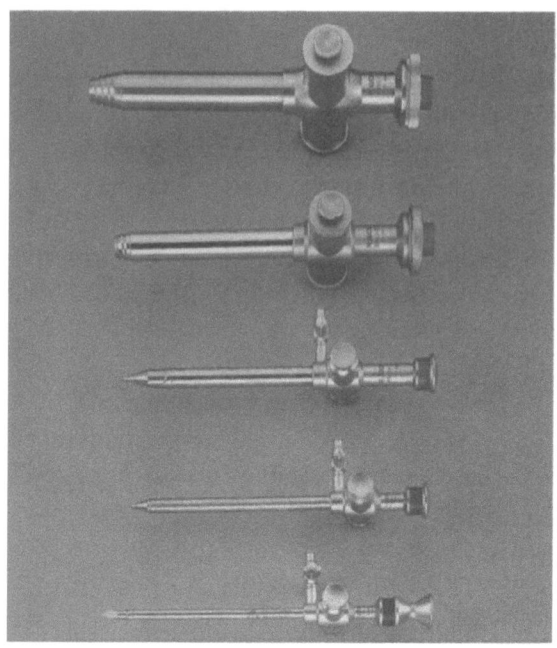

Abb. 9b. Eine Auswahl verschiedener Trokare und Trokarhülsen mit Durchmessern zwischen fünf und 20 Millimetern.

und Trokarhülse ist auch Voraussetzung dafür, daß das Ausströmen des Gases weitgehend reduziert wird. Moderne Trokare besitzen ein Ventil, mit dem sie während des Instrumentenwechsels verschlossen werden können.

Sehen: Das Endoskop und das Licht

Das Endoskop ist das erste Instrument, das durch die Trokarhülse eingeführt wird, um so schnell wie möglich zu kontrollieren, ob die Punktionen mit der Veress-Nadel und dem Trokar keine inneren Organe verletzt haben. Falls weitere Trokare gesetzt werden müssen, geschieht das nun unter endoskopischer Sichtkontrolle.

»Endoskop« ist im Medizinerjargon allerdings ein Sammelbegriff für eine Vielzahl von technischen Varianten. Je nachdem, ob das Endoskop zur Inspektion eines Gelenks (griechisch Arthros), im Brust- (gr. Thorax) oder Bauchraum (gr. Lapare = Lende) eingesetzt werden soll, greifen die Ärzte zum »Arthroskop«, »Thorakoskop« oder zum »Laparoskop«. Alle diese Instrumente sind Varianten eines gemeinsamen Bauprinzips: des sogenannten starren Endoskops.

Das optische System solch eines 20 bis 40 Zentimeter langen starren Endoskops besteht im wesentlichen aus drei Elementen: aus einem Objektiv, dem Stablinsensystem und einem Okular. Die optischen Eigenschaften und die Ausrichtung des Objektivs entscheiden über Bildausschnitt und Blickrichtung des Endoskops. So gibt es Endoskope, deren Blickfeld geradeaus nach vorne gerichtet ist, ebenso wie solche, die es dem Operateur erlauben, zur Seite oder sogar zurück zu schauen. Damit kann er im Körper einen Blick hinter ein Organ werfen (Abb. 10).

Durch ein System aus Stablinsen wird das Bild des Objektivs über die lange Wegstrecke des Endoskops übertragen. Dabei handelt es sich um eine Anzahl aufeinanderfolgender Glasstäbe mit hochpräzise geschliffenen Enden, die fast das gesamte Endoskop durchziehen. An schmalen »Luftlinsen« zwischen zwei Stäben wird das Licht gebrochen. In den dünnsten Endoskopen werden Stablinsen mit Durchmessern von lediglich drei Zehntel Millimetern, etwa dem Fünffachen eines Haares, verwendet.

Mit Hilfe des lupenähnlichen Okulars kann das Bild direkt betrachtet werden. In der Mehrzahl der Fälle wird es jedoch von einer an das Endoskop angekoppelten Videokamera aufgezeichnet und auf Fernsehmonitore übertragen.

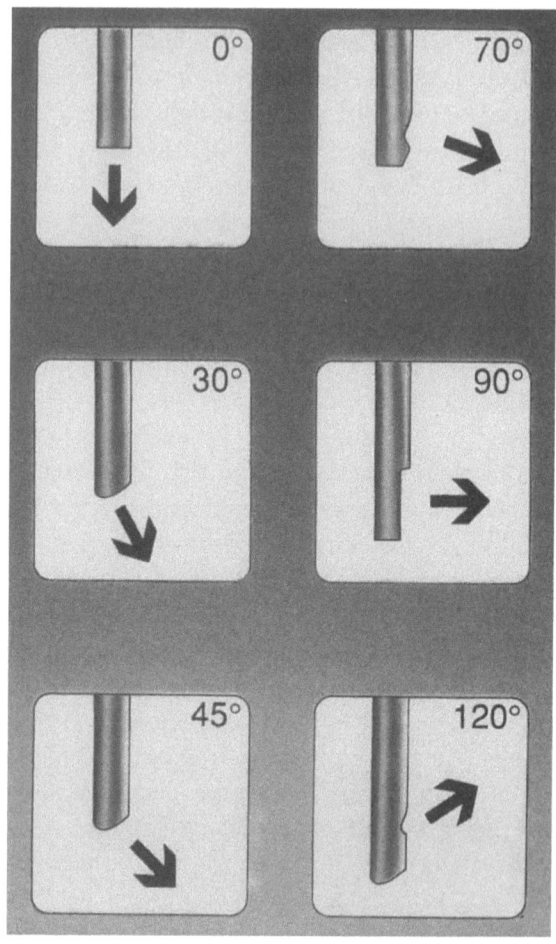

Abb. 10. Starre Endoskope unterscheiden sich im Durchmesser und in ihrere Blickrichtung.

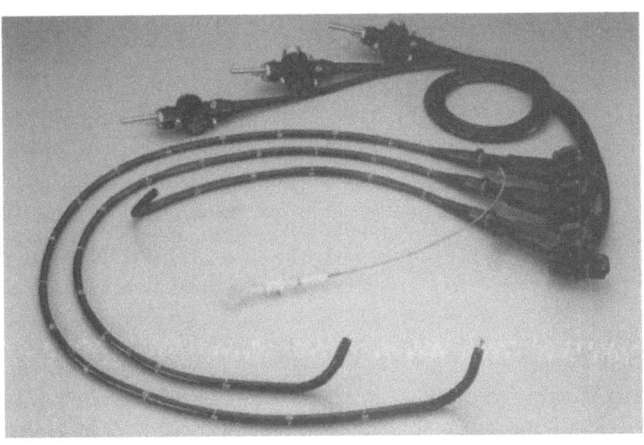

Abb. 11. Moderne flexible Endoskope zur Inspektion des Verdauungstraktes.

Indem zwei unabhängige Linsensysteme nebeneinander in einem Gehäuse integriert werden, lassen sich mit dieser Technik auch sogenannte Stereoendoskope bauen. Die Objektive solcher, beispielsweise bei minimal invasiven Operationen im Enddarm verwendeten Endoskope liegen zwar nur wenige Millimeter auseinander, aber sie sind so ausgerichtet, daß beim Betrachten der getrennten Bilder mit einem Binokular ein räumlicher Eindruck entsteht.

Der zweite vielverwendete Endoskoptyp sind die flexiblen Endoskope. Sie werden vor allem zu diagnostischen Zwecken im Magen-Darm-Trakt verwendet, weil sie den Windungen des Organs folgen können (Abb. 11).

Die Biegsamkeit dieser Endoskope beruht auf der Verwendung eines Bündels dünner Glasfasern statt eines einzigen Glasstabes. Im einfachsten Fall besteht jede dieser Glasfasern aus zwei Glasschichten. Licht, das durch ein Ende in solch eine Glasfaser eindringt, folgt dem

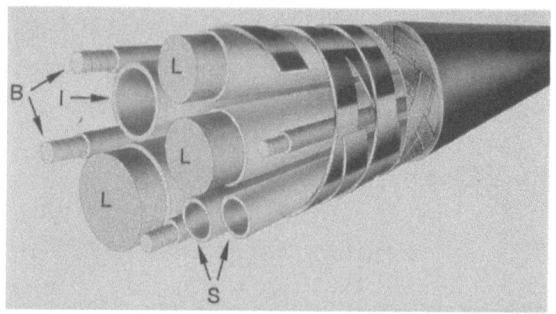

Abb. 12. Schematischer Querschnitt durch ein flexibles Endoskop. Sichtbar sind die Lichtleiter für Optik und Beleuchtung (L), Saug- und Spülkanäle (S), der Kanal für Instrumente (I) und die Bowdenzüge zur Steuerung des Endoskopspitze (B).

Verlauf der Faser indem es »zick-zack« an der äußeren Mantelglasschicht reflektiert wird. Am anderen Ende der Faser tritt das Licht dann fast ungeschwächt aus.

Bei modernen flexiblen Endoskopen projiziert ein Objektiv sein Bild auf die Enden von bis zu 40.000 Fasern, die mit einem Durchmesser von weniger als sieben Mikrometern etwa zehnmal dünner als ein menschliches Haar sein können. Alle Fasern sind streng parallel angeordnet, so daß am Objektiv nebeneinanderliegende Glasfasern auch am Okular nebeneinanderliegen (Abb. 12).

Bei einem jüngeren Typ flexibler Endoskope ist unmittelbar hinter dem Objektiv statt der Glasfasern ein Bildaufzeichnungschip einer Videokamera plaziert, der das Bild in elektrische Signale umwandelt. Das vereinfacht zwar die Bildübertragung – die Glasfaserbündel werden durch ein dünnes Kabel ersetzt –, diese Endoskope können jedoch ausschließlich zusammen mit einer Videoausrüstung eingesetzt werden.

Sowohl starre als auch flexible Endoskope erfüllen neben der Übertragung des Bildes noch weitere Aufgaben. Zum einen enthalten sie zweckmäßigerweise Lichtleiter, die das Licht einer bis zu 400 Watt kräftigen Kaltlichtlampe über Glasfasern in die Körperhöhle leiten. Diese Kombination von Lichtquelle und Objektiv stellt wie die Lampe am Helm eines Bergarbeiters auf einfache Weise sicher, daß immer in Blickrichtung ausgeleuchtet wird. Die dritte, in die meisten Endoskope integrierte Funktion ist eine Spüldüse, die das Objektiv wenn nötig von Blut oder anderen Verunreinigungen freispült.

Vorführen: Video und Monitor

Obwohl Ärzte schon seit knapp 100 Jahren mit Endoskopen in die Körper ihrer Patienten schauen, konnte der Siegeszug der minimal invasiven Chirurgie erst beginnen, als die Endoskopie – insbesondere die Laparoskopie – mit einer zweiten Technik kombiniert wurde: der Fernsehtechnik. Der Einsatz von Videokameras und Fernsehmonitoren ermöglichte es, daß nicht nur der Operateur, sondern im Prinzip beliebig viele Personen (wenn die Operation unter Teilnarkose geschieht und die Ärzte einverstanden sind, sogar der Patient) das Operationsgeschehen »live« mitverfolgen können.

Die »Sicht für alle« erlaubte es, verschiedene Aufgaben in einem Team aufzuteilen und machte so erst komplexe Operationen möglich, zu deren Durchführung zwei Hände nicht ausreichen. Eine Konsequenz dieser Entwicklung ist der Kameramann im Operationsteam: Ein gut ausgebildeter Chirurg führt das Endoskop. Er muß wissen, was der Operateur als nächstes tun wird, um ständig den richtigen Ausschnitt zu zeigen.

Die Integration der Videotechnik vervielfacht allerdings den technischen Aufwand der minimal invasiven Chirurgie. Ein komplettes Videosystem besteht nicht nur aus Kamera und mehreren Monitoren. Hinzu kommen Bildverstärker, ein Videorecorder und ein Spezialdrucker, der einzelne Schnappschüsse zur Dokumentation des Operationsverlaufes auf Papier ausdrucken kann.

Die Videokameras sind ebenfalls speziell für den Einsatz im Operationssaal modifiziert. Sie sind sehr klein, kaum größer als ein Hühnerei und flüssigkeitsdicht, so daß sie in eine Sterilisationslösung eingelegt werden können. Heute werden ausschließlich sogenannte CCD-Kameras verwendet, deren »Herz« ein Siliciumchip etwa in der Größe einer Briefmarke ist. Dieser Chip – er wird CCD-Chip (nach englisch: »charge-coupled device«, etwa ladungsgekoppelte Einheit) genannt – besteht je nach Größe aus 150.000 bis 400.000 winzigen Photodetektoren. Jeder einzelne wandelt das auf ihn treffende Licht je nach Helligkeit und Farbe in ein entsprechendes elektrisches Signal um. So wird das Bild in kleine Punkte – »Pixel« – zerlegt, die zur Ansteuerung des Fernsehmonitors dienen.

Was die Abbildungsqualität angeht, ist die Videotechnik derzeit noch ein Schwachpunkt der minimal invasiven Chirurgie. Während die optischen Leistungen der Endoskope, was etwa Verzerrungsfreiheit und Farbechtheit betrifft, bereits sehr hoch sind, geht viel von ihrer Leistung durch die derzeit noch begrenzte Auflösung der Videokameras bzw. der Monitore verloren. Der größte Nachteil der aktuellen Videotechnik ist jedoch, daß sie den Chirurgen das dreidimensionale Sehen nimmt. Die fehlende Information über räumliche Tiefe beim Blick auf einen Fernsehbildschirm erschwert das Hantieren im Bauchraum enorm.

Deshalb wird mit viel Energie an Lösungen gearbeitet, den Chirurgen die verlorene dritte Dimension zurückzugeben. Eine von mehreren bereits kommerziell erhältlichen Lösungen ist in einer Kooperation zwischen dem Forschungszentrum Karlsruhe, einem Optikunternehmen und der Tübinger Gruppe von Bueß entstanden. Grundlage der Technik ist ein starres Stereoendoskop, an das zwei getrennte Kameras angeschlossen sind. Die Bilder dieser beiden Kameras werden allerdings auf einem einzigen Monitor gezeigt. Eine Computersteuerung wechselt 50 mal pro Sekunde zwischen den beiden Ansichten hin und her.

Einen räumlichen Eindruck läßt dieses schnelle Flimmern der beiden Ansichten allerdings erst mit Hilfe einer Spezialbrille entstehen. Die Gläser dieser Brille können einzeln durch Flüssigkristalle verdunkelt werden. Sie sind so über Infrarot mit dem Monitor synchronisiert, daß das linke Brillenglas immer dann für Sekundenbruchteile abdunkelt, wenn das Bild der rechten Kamera auf dem Monitor erscheint und umgekehrt. Obwohl der Chirurg also eigentlich immer nur abwechselnd mit einem Auge sieht, verschmelzen die computergesteuerten Bilder wegen der Trägheit des menschlichen Sehsystems im Gehirn zu einem räumlichen Eindruck.

Greifen, Schneiden, Klammern

Zur Chirurgie wird die minimal invasive Chirurgie erst, weil nicht nur in den Körper hineingeschaut, sondern mit einer Vielzahl von etwa bleistiftdünnen, feinmechanischen Werkzeugen (Abb. 13) auch im Körper manipuliert werden kann: Kleine Greifer können Gegenstände oder Gewebe im Körper festhalten (Abb. 14),

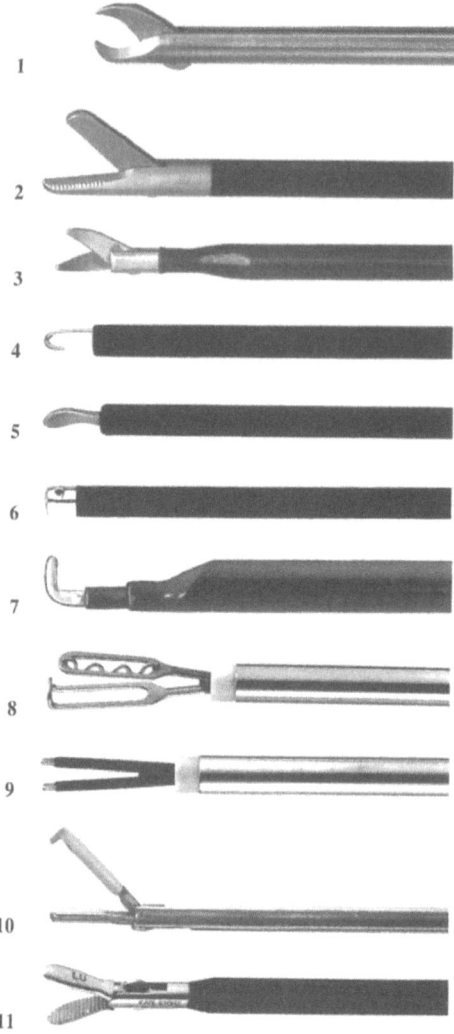

Abb. 13. Eine Auswahl verschiedener Instrumente für die endoskopische Chirurgie. *1* bis *3* Scheren, *4* Präparierhaken, *5* bis *10* verschiedene Koagulationssonden, *11* Faßzange.

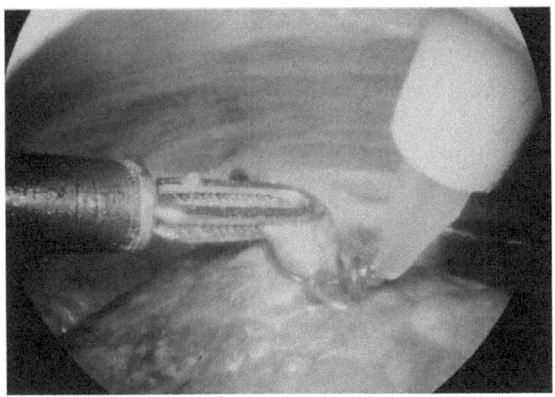

Abb. 14. Um die Basis einer etwa ein Zentimeter großen Blase auf der Lunge wird eine Schlinge gelegt. Nach Zuziehen der Schlinge kann die Blase abgeschnitten werden, ohne daß ein »Leck« in der Lunge entsteht.

Scheren oder elektrische Skalpelle durchtrennen Gewebe, und sogar Nadel und Faden können bedient werden.

Doch weil die schlichten herkömmlichen Operationstechniken minimal invasiv ungleich umständlicher sind, wurden viele in der offenen Chirurgie seit Jahrzehnten üblichen Instrumente und Vorgehensweisen schnell ersetzt. Genäht wird beispielsweise in der minimal invasiven Chirurgie kaum noch, statt dessen wird das Gewebe mit Hilfe von Spezialzangen geklammert oder geheftet. Ein Nachteil: Während Nahtmaterial mit der Zeit resorbiert wird, verbleiben die meist aus Titan hergestellten Klammern den Rest des Lebens im Körper. Seit einigen Jahren werden auch Kunststoffe verwendet, die im Körper abbaubar sind.

Gleichzeitig hat eine Entwicklung in Richtung auf Kombinationsinstrumente eingesetzt – also von Werkzeugen, die mehrere Funktionen in sich vereinen. So gibt es bereits erste Prototypen von Mehrzweckinstrumenten, mit denen geschnitten, Blutungen gestillt, gespült und abgesaugt werden kann. Getestet wird auch bereits eine halbautomatische »Nähmaschine«, die die bisher sehr umständliche Nadelführung mit den endoskopischen Instrumenten vereinfacht. Solche »intelligenteren Instrumente« reduzieren die Zahl der notwendigen Instrumentenwechsel während eines Eingriffs und helfen so die Operationsdauer zu verkürzen und die Belastung des Patienten zu verringern.

Schneiden: Strom ...

Skalpell oder Schere werden in der minimal invasiven Chirurgie nur noch selten verwendet. Das liegt daran, daß auch kleine Blutungen, wie sie beim Durchtrennen von Gewebe zwangsläufig entstehen, bei der minimal invasiven Chirurgie ein größeres Problem sind als bei offenen Operationen. Der in der offenen Chirurgie übliche Einsatz von Wattetupfern wird nämlich durch die engen Zugänge erschwert, so daß Tupfer nur noch in der sogenannten Tupferpräparation verwendet werden (Abb. 15). Außerdem würde ein häufiger Tupferwechsel bei Operationen unter Gasdehnung zu sehr großen Gasverlusten führen. Dennoch müssen auch kleine Blutungen so schnell wie möglich gestillt werden, da Blut sehr stark das Licht schluckt und so schnell die Sicht behindert. Deshalb wird in der minimal invasiven Chirurgie vor, während oder nach dem Durchtrennen von Gewebe heute routinemäßig Hitze eingesetzt, um Blutungen zu verhindern oder zu stillen. Im Prinzip wird das Gewebe schlicht verkocht.

Zur Erzeugung der Hitze sind derzeit elektrische Verfahren am weitesten verbreitet. Das Gewebe wird jedoch nur selten nach dem »Lötkolbenprinzip« erhitzt,

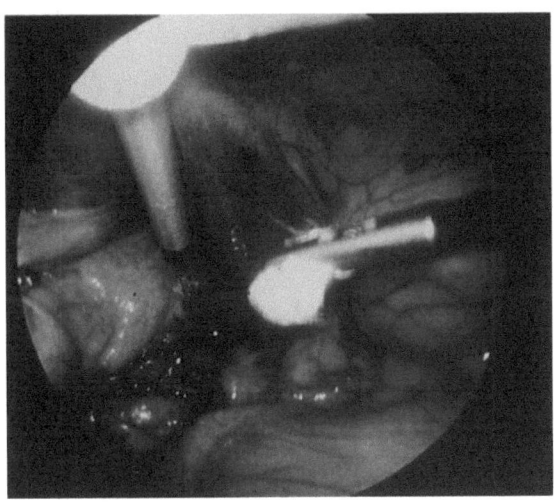

Abb. 15. Wattetupfer, ebenso schlichtes wie wichtiges Hilfsmittel der offenen Chirurgie, werden bei laparoskopischen Operationen nur noch selten zum Abtupfen kleiner Blutungen eingesetzt.

indem eine durch Stromfluß aufgeheizte Sonde auf das Gewebe gepreßt wird. Vielmehr wird der Strom durch das Gewebe geleitet, so daß sich nur das Gewebe erhitzt, während die Elektroden kalt bleiben.

Dieses Verfahren bedingt den Einsatz von zwei Elektroden, einer »hinführenden« und einer »rückführenden«. Geschlossen wird der Stromkreis zwischen den beiden von einem Generator gespeisten Elektroden durch das Gewebe des Patienten. Eingesetzt wird hochfrequenter Wechselstrom im Radiowellenbereich, mit Frequenzen zwischen etwa 400 bis 3000 Kilohertz. Diese Frequenzen sind so hoch, daß unmittelbare Effekte – wie etwa Muskelzucken – nicht auftreten. Je nach Form der Elektroden, ob scharfkantig oder eher flächig, läßt sich mit Strom schneiden oder auch eine größere Blutung

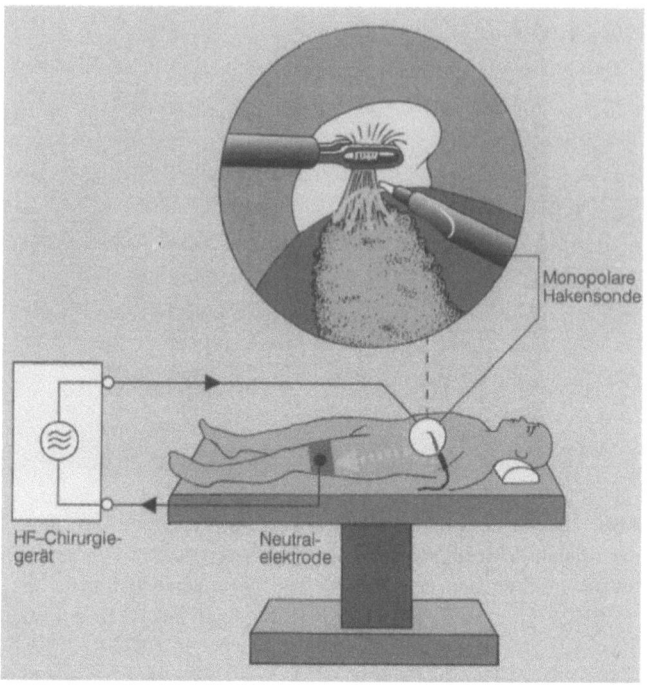

Abb. 16. Prinzip der monopolaren Elektrochirurgie, bei der der Strom von der Hakensonde (hier bei der Präparation einer Gallenblase) bis zur Neutralelektrode am Oberschenkel durch den Körper des Patienten fließt.

stillen. Der größte Vorteil ist allerdings, daß man mit einem Hochfrequenzskalpell gleichzeitig schneiden und die Schnittfläche verkochen kann.

Im Operationssaal werden hauptsächlich zwei Varianten der Hochfrequenz (HF)-Chirurgie eingesetzt, die sich in der Anbringung der Elektroden am Patienten unterscheiden. Bei der »monopolaren« Variante wird dem Patienten die »rückführende« Elektrode als großflächige Manschette um einen Oberschenkel gelegt (Abb. 16). Die zweite Elektrode ist die von dem Chirurgen geführte Koagulationssonde. Die Konsequenz dieser räumlichen Trennung der Elektroden ist, daß etwa bei Operationen im Bauchraum der Strom zwischen den beiden Elektroden eine größere Entfernung durch den Körper des Patienten zurücklegen muß. Dennoch wird das Gewebe nur dort lokal erhitzt, wo Stromdichte und -stärke einen gewissen Schwellenwert überschreiten. Da die zur Koagulation verwendeten Sonden im Vergleich zur »Neutralelektrode« sehr klein sind, bleibt die Aufheizung auf das unmittelbar unter der Sonde liegende Gewebe beschränkt. Schon in wenigen Millimetern Abstand »fächert« sich der Stromfluß so auf, daß er keine Erwärmung mehr hervorruft.

Hauptnachteil dieses Verfahrens ist allerdings, daß die Chirurgen nicht immer vorhersehen können, welchen Weg der Strom zwischen den beiden Elektroden durch den Körper des Patienten nimmt. So kann es in seltenen Fällen dazu kommen, daß sich unbemerkt auch weit vom Operationsgebiet entfernt liegende »Engpässe« erhitzen – ein seltener, aber gefürchteter Zwischenfall der monopolaren Technik. Bei den hohen Spannungen zwischen 200 und 500 Volt, die zur Koagulation eingesetzt werden, darf die monopolare Technik deshalb nur unter einer Reihe von Vorsichtsmaßnahmen durchgeführt werden. Generell gilt unter Chirurgen die Empfehlung, wo immer möglich einer anderen Variante der Hochfrequenzchirurgie den Vorzug zu geben: der »bipolaren« Technik (Abb. 17). Dabei liegen beide Elektroden in einem einzigen Instrument, beispielsweise in den Backen einer Zange. Statt längere Strecken durch den Körper fließt der Strom bei diesen Instrumenten nur auf der kurzen Passage zwischen den beiden Backen.

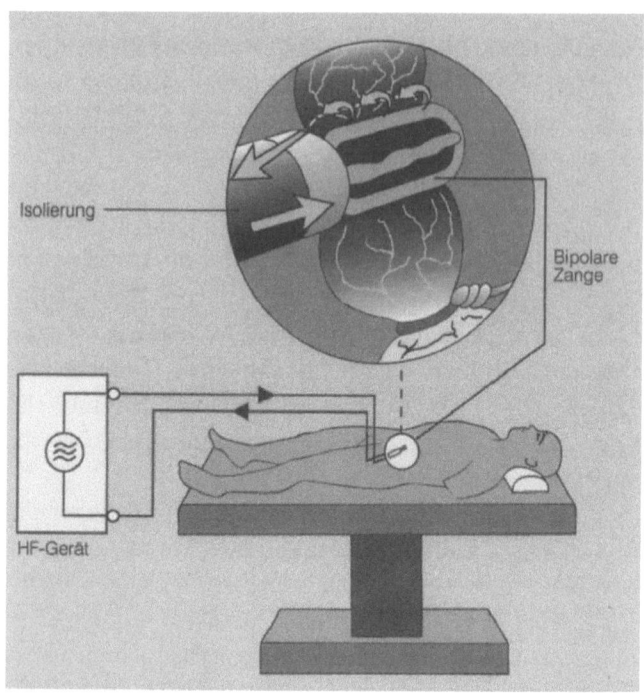

Abb. 17. Prinzip der bipolaren Elektrochirurgie. Hier befinden sich beide Elektroden in der Spitze des Instrumentes unmittelbar nebeneinander, so daß der Stromfluß nur auf das berührte Gewebe beschränkt bleibt.

Wegen der nötigen Isolierung ist der Bau bipolarer Instrumente allerdings wesentlich aufwendiger, zudem sind sie nicht so vielseitig einsetzbar wie die monopolaren Geräte. Derzeit arbeiten aber bereits viele Entwickler an der Verbesserung der bipolaren Instrumente. Sicherer werden wird die Hochfrequenzchirurgie auch durch den Einsatz von computergesteuerten Generatoren. Hier wird nicht mehr der Chirurg aufgrund seiner Erfahrungen entscheiden müssen, wann die Koagulation ausreichend ist, sondern von dem Gerät durchgeführte Messungen führen automatisch zum Abschalten des Stromflusses, sobald der gewünschte Effekt eingetreten ist.

...oder Laser

Laser gelten derzeit als die fortschrittlichste Methode, Blutungen zu stillen und Gewebe zu schneiden. Tatsächlich bietet das sehr intensive und scharf gebündelte Laserlicht eine elegante Möglichkeit, hohe Energiemengen berührungsfrei auf Gewebe zu übertragen. Die Wirkungen des Lichtes im Gewebe hängen jedoch von einer Reihe von Umständen ab. Von größter Bedeutung ist die Farbe des Lasers (genauer: seine Wellenlänge). Damit nämlich das Licht im Gewebe überhaupt einen Effekt hat, muß es von den Bestandteilen der Zellen absorbiert werden können. Die Tatsache, daß unterschiedliche Gewebe sehr verschieden auf Laserlicht reagieren, wird beispielsweise beim Einsatz des »Argonlasers« in der Augenheilkunde ausgenutzt. Dieser Lasertyp produziert grünes Licht, das vom (roten) Blutfarbstoff sehr gut absorbiert wird, farbloses Gewebe jedoch ohne einen Effekt durchdringt. Ohne die undurchblutete und farblose Hornhaut, Linse und Glaskörper zu verletzen, können mit dem grünen Laserstrahl zielsicher Gefäße in der Augenrückwand verödet werden.

Seine Wirkung übt das Laserlicht im Prinzip dadurch aus, daß seine Energie die absorbierenden Moleküle im Gewebe in heftige Schwingungen versetzt. Größere Moleküle zerreißen gleichsam durch den heftigen Energiebeschuß, kleinere und stabilere Moleküle wie Wasser wandeln die Lichtenergie in Wärme um. Tatsächlich wird das Licht der Operationslaser meist dazu eingesetzt, um

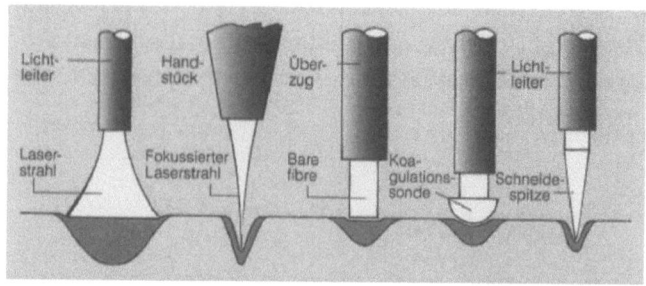

Abb. 18. Unterschiedliche Laserapplikatoren entscheiden über die Auffächerung und Eindringtiefe des Laserlichts in das Gewebe.

das Gewebe zu verkochen. Das kann ein Laser, da sein Lichtstrahl sich sehr fein bündeln läßt, allerdings mit hoher Präzision. Je nach verwendetem Laser und den Details des Lasereinsatzes geschieht die Aufheizung im Gewebe so schnell, daß die getroffenen Zellen praktisch augenblicklich unter dem Druck ihres bis zum Verdampfen erhitzen Wassers explodieren. Durch eine Kette solcher Miniexplosionen, aber auch durch die mittels Lichtenergie in Gang gesetzten komplexen chemischen Reaktionen sprengt sich der Laserstrahl einen Schnitt ins Gewebe. Dabei haben Laser eine recht genau vorhersagbare Eindringtiefe (Abb. 18).

Zudem kann das Licht der meisten Laser durch flexible Glasfasern geleitet werden, so daß es mit einem dünnen Instrument im Prinzip an jeder beliebigen Stelle im Körper des Patienten zum Einsatz zu bringen ist. Diese Vorteile machen die Anwendung des Lasers gerade in der minimal invasiven Chirurgie attraktiv.

Ob ein Laser jedoch wirklich vorteilhaft ist, hängt sehr von den Einzelheiten der Operation ab. Seit Anfang der 80er Jahre werden sie zwar immer wieder angepriesen, der Durchbruch gelingt ihnen allerdings nicht. Das liegt zum einen am Preis. Die derzeit käuflichen Operationslaser sind sowohl in Anschaffung als auch Unterhalt extrem teuer. Hinzu kommt, daß der Einsatz des energiereichen Laserlichtes einen erhöhten Sicherheitsaufwand im Operationssaal notwendig macht. So kommt es, daß Laser im Rahmen endoskopischer Operationen bislang erst an einigen Zentren bei speziellen Operationen verwendet werden: In den Händen geübter Spezialisten erweitert der Laser die chirurgischen Möglichkeiten. Doch das gilt bislang meist nur für relativ seltene Operationen.

Eine Kosten-Effektivitäts-Analyse der laparoskopischen Gallenentfernungen ergab beispielsweise, so Donald Conway, der Leiter der Studie, daß »die Elektrochirurgie und Laser ihre Aufgabe gleich gut erfüllen. Der einzige Unterschied, den ich feststellen konnte, ist, daß der Einsatz eines Lasers die Krankenhauskosten um 1.000 Dollar pro Operation erhöht.«

Wichtig könnten Laser in Zukunft dort werden, wo sie nicht als besseres Skalpell eingesetzt werden, sondern, wo die einzigartigen Möglichkeiten genutzt werden, die ihr energiereiches Licht bietet. Erste Ansätze dazu zeigen sich in der Neuro-, in der Kinder- und Kehlkopfchirurgie.

Die Ergonomie

Noch sieht das »Cockpit« der minimal invasiven Chirurgie eher so aus, als seien die Techniker während der Generalüberholung des Jets in Streik getreten. Kabelwirrwarr, Enge und die Atmosphäre eines Provisoriums herrschen vor. Am augenfälligsten wird das durch den Kabel- und Schlauchzopf, der Lichtquelle, Videokamera, Gas-, Spül- und Absaugflasche jeweils einzeln mit dem im Körper des Patienten steckenden Instrument verbindet. Mit fünf oder sechs Schläuchen und Kabeln hantieren zu müssen, behindert nicht nur die Arbeit, sondern wirft auch Sterilitätsprobleme auf. Daß die derzeitige minimal invasive Chirurgie trotz dieser Schwierigkeiten in Händen geübter Chirurgen so vorteilhaft für den Patienten sein kann, zeigt, welch enormes Entwicklungspotential noch in der jungen Technik steckt.

Dabei warten auch die Endoskopiker selbst ungeduldig auf Verbesserungen der Geräte. Der geschwollene »Endoskopikerdaumen« oder der schmerzende »Endoskopikernacken« sind mit der Ausbreitung der Technik zu verbreiteten Berufsabzeichen der Zunft geworden. Den amerikanischen Arzt R. Buschbacher hat das dazu bewogen, einmal unter seinen Kollegen der »Amerikanischen Gesellschaft der Gastroenterologischen Endoskopiker« eine Umfrage durchzuführen. Etwa 85 % der Ärzte, die im Durchschnitt 15 Wochenstunden endoskopierten, klagten über Schmerzen während der Handhabung des Endoskops. Die Liste der betroffenen Körperteile ist lang: Rücken, Nacken, Daumen, Schulter, Ellenbogen und Handgelenk gehören zu den meistgenannten. Tatsächlich ist die stehend und meist leicht vorgebeugt ausgeübte Tätigkeit, bei der die Ausrüstung ohne Stütze frei gehalten werden muß, für den Arzt alles andere als bequem.

Verbesserungen der Ergonomie kommen freilich nicht nur den Chirurgen sondern auch den Patienten zugute, wenn sie, wie es Bueß ausdrückt, »dem Operateur den Kopf freihalten, so daß er sich auf die Operation konzentrieren kann und nicht auf die Technik«. Hier wird intensiv gefeilt und hier sind wohl in den nächsten Jahren die größten Fortschritte zu erwarten. Der Weg ist vorgezeichnet: Bislang noch einzeln untergebrachte Funktionen werden in Mehrzweckinstrumenten und -geräten integriert. Computersteuerungen nehmen den Chirurgen Entscheidungen ab, Roboter werden präziser als jeder Chirurg operieren (s. Kap. 13). Schon jetzt haben sich beispielsweise japanische Firmen zusammengeschlossen, um gemeinsam einen computergesteuerten, hochintegrierten Operationssaal zur minimal invasiven Chirurgie zu entwerfen. Die Integration des Gerätestapels in die Ergonomie eines Cockpits wird nicht lange auf sich warten lassen. Daran arbeitet zum Beispiel die Firma Dornier in München (OREST-System).

4 Vorbereitung und Anästhesie

Wie eingangs erwähnt, handelt es sich bei der minimal invasiven Operation zwar um ein gewebeschonendes Verfahren, nicht aber um einen »kleinen« chirurgischen Eingriff. Das Operationsziel – wie die Entfernung der Gallenblase – wird lediglich mit einer anderen Technik angestrebt. Daher kann der Patient nicht mit »kleiner« Anästhesie betäubt werden.

Vielmehr erfordert die minimal invasive Chirurgie aus der Sicht des Narkosearztes einen gut durchuntersuchten und vorbereiteten Patienten, dessen Organfunktionen (Herz, Atmung, Niere, Blutgase) während der Operation sorgfältig überprüft werden müssen. Darüber hinaus beinhalten minimal invasive Eingriffe verfahrensspezifische Veränderungen im Organismus (Risiken), die eine gute anästhesiologische Erfahrung erfordern. So wirken sich beispielsweise die spezielle Lagerung des Patienten sowie die Aufdehnung der Bauch- oder Brusthöhle mit Kohlendioxid immer auf die Funktion von Herz und Lungen aus.

In den meisten Fällen werden minimal invasive Eingriffe in Vollnarkose unter künstlicher Beatmung durchgeführt – auch unter dem Aspekt, daß eine intraoperative Komplikation zum umgehenden Verfahrenswechsel zwingt. Eine Ausnahme stellen kleine Eingriffe am Enddarm dar, die – in Abhängigkeit von der Situation des Patienten – in Leitungsanästhesie durchgeführt werden können.

In jedem Fall werden vor dem operativen Eingriff folgende Untersuchungen und Maßnahmen durchgeführt:

Abhören von Herz und Lungen
Blutdruckmessung
Röntgenaufnahme der Lungen (Thorax)
Elektrokardiogramm (evtl. Ultraschall des Herzens)
Kontrolle der Laborwerte (u.a. Blutgerinnung, Elektrolyte, Erythrozyten, Leukozyten, Thrombozyten, Leberwerte, Kreatinin, Harnstoff)
Bestimmung der Blutgruppe
Eventuell Blutgasanalyse
Eventuell medikamentöse Vorbereitung zur Stabilisierung von Kreislauf und Atmung

Am eigentlichen Operationstag erhält der Patient vor dem Eingriff entweder eine Schlaftablette oder eine »Beruhigungsspritze«. Im Operationstrakt – genauer im Anästhesie-Einleitungsraum – legt man dem Betroffenen eine Infusion an, über die der Narkosearzt zu jeder Zeit des Eingriffs Medikamente in den Organismus einbringen kann. Der Blutdruck wird überwacht, ein EKG angeschlossen und der Sauerstoffgehalt im Blut über eine »Fingerklemme« (Oxymeter) gemessen.

Bei besonders kranken Patienten wird dieses »Monitoring« nach Bedarf erweitert (z.B. Anlegen eines zentralvenösen Katheters zur Vorhofdruckmessung). Nach Einleitung der Anästhesie und künstlicher Beatmung werden ein Blasenkatheter (zur Kontrolle der Urinproduktion) und eine Magensonde (zur Ableitung von Magensaft im Falle von ungünstiger Lagerung) gelegt.

Bei starken Rauchern und bei Patienten mit chronischer Bronchitis muß die Lungenfunktion besonders streng überwacht werden. Durch die künstliche Beatmung ist aber eine gute Kontrolle möglich und eine ausreichende Zufuhr von Sauerstoff gesichert. Zu weiteren Faktoren, welche die Atmung beeinflussen, gehören die Resorption (und Abatmung) des in die Bauch- und Brusthöhle eingebrachten Kohlendioxids, Organverschiebungen durch Aufdehnung der Bauchhöhle sowie die spezielle Lagerung des Patienten. Bei gefährdeten Patienten wird der Anästhesist sich daher ein zusätzliches Bild über die Lungenfunktion durch Blutgasanalysen verschaffen, die ein »Spiegelbild« für die im Blut gelösten Atemgase sind.

Aufgrund der Anästhesierisiken, die mit einem minimal invasiven Eingriff verbunden sein können, wird bei Patienten mit schwerer Herzerkrankung, Herzrhythmusstörungen, Bluthochdruckkrisen und chronischen Lungenfunktionsstörungen immer nur im Einzelfall entschieden werden können, ob das Verfahren zum Einsatz kommen kann. Daher kann es auch durchaus der Anästhesist sein, der sein »Veto« gegen einen endoskopischen Eingriff einlegt.

5 Eingriffe im Bauchraum

Nicht jeder operationspflichtige Befund im Bauchraum ist mit Hilfe der Laparoskopie behebbar; denn der Methode sind – wie eingangs beschrieben – verfahrensspezifische Grenzen gesetzt. Somit muß vor jedem minimal invasiven Eingriff bei Erkrankungen des Verdauungstraktes die Frage gestellt werden, ob ein solches Verfahren nicht nur technisch machbar, sondern auch sinnvoll ist. Nur bei der Gallenblasenentfernung (Cholezystektomie) ist die minimal invasive Chirurgie den konventionellen Verfahren deutlich überlegen. Beweisende Vergleichsstudien konnten allerdings aus Mangel an Patienten für die konventionelle Operation nicht durchgeführt werden.

Bei der Blinddarmentfernung ist die Laparoskopie – sie wird heute bei jedem dritten Fall angewendet – dem konventionellen Eingriff noch nicht überlegen. Dies gilt auch für die Leistenbruchoperation. An anderen minimal invasiven Baucheingriffen wird gearbeitet (Darmverschluß, Infarkt der Darmgefäße und stumpfes Bauchtrauma), allerdings ist dies noch auf wenige Zentren beschränkt.

Jeder Patient muß außerdem damit rechnen, daß Komplikationen im Verlauf eines minimal invasiven Eingriffs zum Wechsel auf konventionelle Operationsverfahren zwingen. Dies ist in 1,8 bis 8,5% der Eingriffe der

Fall und hängt stark von der Erfahrung des Operateurs ab. Als Komplikationen können Verletzungen eines Hohlorgans, thermische Schädigung (durch Elektrokoagulation oder Laser) von Dick- oder Dünndarm, nicht stillbare Blutungen sowie ein unsicherer Nahtverschluß der operierten Gewebe auftreten.

Als relative Kontraindikation für die Anwendung der minimal invasiven Chirurgie im Bauchbereich gelten infektiöse Prozesse, die eine kompromißlose Sanierung des Eiterherdes durch Spülung der Bauchhöhle erfordern. Dazu zählt zum Beispiel die generalisierte Bauchfellentzündung (Peritonitis).

Speiseröhre

Blutungen

Sowohl für die Diagnose als auch die Therapie von Blutungen der Speiseröhrenvenen (Ösophagusvarizen) ist die Endoskopie die Methode der Wahl. Durch Verödung der Gefäße mit Polidocanol und flüssigem Gewebekleber (Sklerotherapie), Unterbinden der Venen durch eine Naht und/oder Metallclips lassen sich heute 90% dieser lebensgefährlichen Blutungen stillen; nur noch in 12% der Fälle kommt es zu einer erneuten Blutung. Dies ist eine deutliche Verbesserung der Therapiechancen im Vergleich zur vorendoskopischen Zeit.

Karzinom

Die Behandlung des Speiseröhrenkrebs (Ösophaguskarzinom) ist trotz aller Bemühungen von Chirurgen und Onkologen mit einer hohen Todesrate bei der Operation und einer schlechten Langzeitprognose des Patienten belastet. Bessere Therapieresultate versuchte man in der Vergangenheit durch zwei (gegenläufige) Konzepte zu erreichen: einerseits vergrößerte operative Radikalität mit ausgedehnter Lymphknotenentfernung bei großzügiger Eröffnung des Brust- und Bauchraums; andererseits Verminderung des Operationstraumas mit Hilfe der minimal invasiven Chirurgie. So wurde im Jahr 1989 erstmals eine Speiseröhre endoskopisch entfernt.

Endoskopische Operationen an der Speiseröhre empfehlen sich bei frühen Tumorstadien, die seltener mit einer Streuung von Tochtergeschwülsten (Metastasen) in die umliegenden Lymphknoten verbunden sind. Die Entfernung fortgeschrittener Tumoren (Stadium T3 und T4) mittels minimal invasiver Chirurgie kann dem Patienten wegen der erfolgten Metastasierung keine Heilung mehr bringen, sondern nur noch eine Linderung seiner Beschwerden (Palliation).

Bei der Entfernung der Speiseröhre operieren zwei Chirurgenteams simultan, wobei die einen konventionell den Bauchraum eröffnen, um den Hochzug des Magens vorzubereiten, während die anderen die Speiseröhre endoskopisch freilegen. Nachdem beide Seiten der Speiseröhre durchtrennt worden sind, wird der Magen hochgezogen und an den Speiseröhrenstumpf angenäht.

Von 34 Patienten, denen an der Universität Tübingen die Speiseröhre endoskopisch entfernt worden war, verstarben 8,8 % – vorwiegend als Folge von »undichten« Nähten. Zum Vergleich: bei konventionellem Vorgehen versterben 13 % bis 29 % der Operierten. In weiteren vier

Fällen wurde der endoskopische Eingriff zwar zu Ende geführt, es mußte sich jedoch eine offene Operation – meist wegen Blutungen – anschließen. Nach Angaben von Prof. Gerhard Bueß lassen sich Blutungen jetzt durch die auch endoskopisch zur Verfügung stehenden »Clips« besser beherrschen.

Die derzeit noch nicht durchgeführte endoskopische Entfernung von befallenen Lymphknoten mag als Nachteil im Hinblick auf die erwünschte radikale Operation von Tumorgewebe erscheinen; dieses Ziel kann jedoch nur mit einer ausgedehnten Operation erreicht werden. Dazu Prof. Bueß: »Wir halten die Prognose des Patienten im Falle einer Lymphknotenbeteiligung für so schlecht, daß das Hauptaugenmerk auf das geringere Operationstrauma, den kurzen Krankenhausaufenthalt und die Lebensqualität gelegt werden sollte.«

Reflux

Der Rückfluß (Reflux) von Magensaft in die Speiseröhre ist eine der häufigsten Befunde in einer gastroenterologischen Praxis. Durch Medikamente (H_2-Rezeptorantagonisten, Alginate, Protonenpumpenhemmer) ist bei den meisten Patienten eine Milderung der Beschwerden zu erzielen; die Entzündung der Speiseröhrenschleimhaut heilt in der Regel aber nicht ab. Eine ursächliche Behandlung ist nur durch einen chirurgischen Eingriff mit »Drehung« und »Anheftung« des Magens um die Speiseröhre nach Bauchschnitt (Fundoplicatio) möglich. Diese »Antireflux«-Chirurgie wird in einigen endoskopischen Zentren jetzt auch laparoskopisch durchgeführt.

Magen und Zwölffingerdarm

Geschwüre (Ulcus)

Die operative Behandlung von Magen- und Zwölffingerdarmgeschwüren ist im letzten Jahrzehnt infolge potenter Medikamente (H$_2$-Rezeptorantagonisten, Antibiotika) drastisch zurückgegangen. Ein chirurgischer Eingriff ist daher nur bei Durchbruch eines Geschwürs (Ulcusperforation) erforderlich, das nach Bauchschnitt einfach »vernäht« wird. Dennoch sterben im Mittel 17% der Patienten, da der saure und keimbeladene Magen- bzw. Darminhalt die Bauchhöhle infiziert. Ob die minimal invasive Chirurgie hier Vorteile bringen kann, ist noch nicht sicher – zumal nur kleine Geschwüre von unter 1,5 Zentimeter Durchmesser laparoskopisch gut zugänglich sind.

Vagotomie

Vor der Einführung von H$_2$-Rezeptorantagonisten war die Durchtrennung des Vagusnerven und seiner Äste (Vagotomie) die Therapie der Wahl für Patienten mit immer wiederkehrenden Zwölffingerdarmgeschwüren. Nach Ansicht von Prof. F. Dubois (Hôpital International de l'Université de Paris) könnte sich dieser Trend durch die minimal invasive Chirurgie möglicherweise wieder umkehren. Denn die laparoskopische Vagotomie bietet den Patienten einen kurativen, organerhaltenden Eingriff, der sie unabhängig von Medikamenten macht. Allerdings: je nachdem, welche Äste des Vagusnerven durchtrennt werden, gestaltet sich die minimal invasive Operation als äußerst langwieriger Eingriff.

Blutungen

Auch Blutungen aus Magen- und Zwölffingerdarmgeschwüren können über ein in den Mundraum eingeführtes Endoskop gestillt werden, indem die blutende Stelle mit Laser bzw. Strom koaguliert oder mit verdünntem Adrenalin und verödenden Substanzen behandelt wird.

Gallenblase

An die 80.000 Gallenblasen pro Jahr werden in der Bundesrepublik per Laparoskop entfernt (Cholezystektomie). Das entspricht rund 80% aller Cholezystektomien. Zum Vergleich: in den Vereinigten Staaten betrug der Anteil im Jahr 1993 bereits 85%. Doch 80% der deutschen Kliniken verfügen bereits über eine entsprechende technische Ausrüstung.

Exemplarisch für laparoskopische Operationen im Bauchraum werden im folgenden die einzelnen Schritte der minimal invasiven Chirurgie näher beschrieben: Wichtig ist zunächst die richtige Lagerung (Abb. 19). Dann wird ein Trokar (Abb. 20, p1) von etwa einem Zentimeter Durchmesser über den Nabel in die Bauchhöhle vorgeschoben. Nach »Aufblähen« des Bauches mit Kohlendioxid wird die Kamera an das Endoskop angeschlossen und der Eingriff über den Bildschirm weitergeführt. Drei weitere Einstichstellen (p2, p3, p4, s. Abb. 20) dienen dem Chirurgen als Eintrittspforte für seine langstieligen Instrumente.

In den Pioniertagen löste der Operateur die Gallenblase von ihrem »Leberbett«, dann schnitt er sie auf und entleerte ihren flüssigen Inhalt. Nach mechanischer Zerkleinerung der Steine saugte man deren Überreste ab und

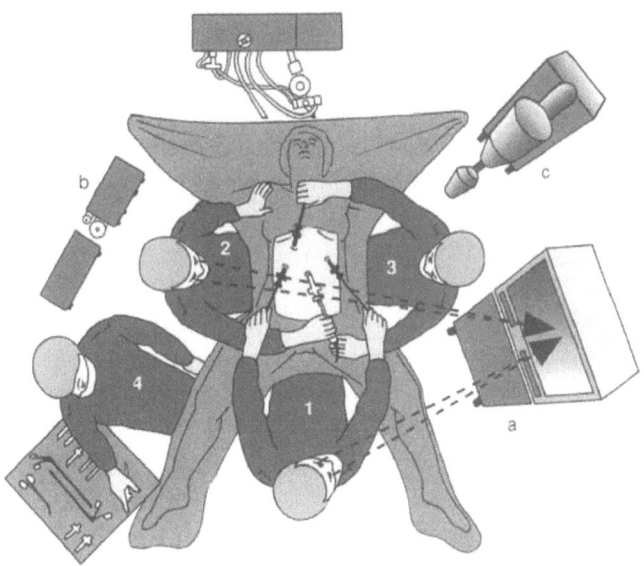

Abb. 19. Lagerung des Patienten, Position des Operationsteams und Anordnung der Instrumente und Hilfgeräte bei der Gallenblasenoperation. *1* Operateur, *2* und *3* Assistenten, *4* Operationsschwester. *a* Insufflator, Videosystem, Monitor, *b* Elektrokauter, Saug-/Spüleinrichtung, *c* Röntgengerät mit Bildschirm.

trennte die Gallenblase vom Gallengang, den Blutgefäßen und der angrenzenden Leber ab. Schließlich wurde die leere Blase, die sich wie ein Ballon zusammenfalten läßt, über eine Trokarhülse herausgezogen.

Bei mehreren oder über ein Zentimeter großen Steinen war eine Entfernung durch den 8-mm-Zugang im linken Oberbauch nicht möglich. In diesem Fall wurde vor dem Ablösen der Gallenblase von der Leber eine »intrakorporale Lithotripsie« durchgeführt. Dabei werden die Steine durch Ultraschallstoßwellen pulverisiert und die Trümmerreste durch die Öffnung der Ultraschallsonde abgesaugt (Abb. 21). Ein Stein nach dem anderen

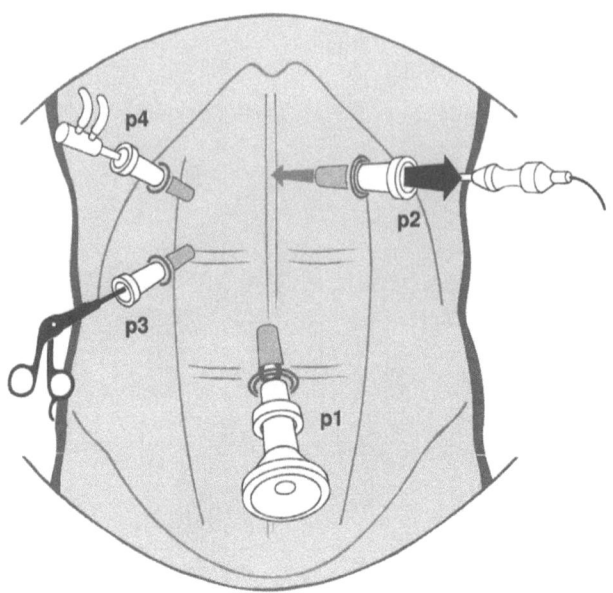

Abb. 20. Einstichstellen für die Instrumente bei einer Gallenblasenoperation. *p1* 10 mm Trokarhülse für das Laparoskop; *p2* 8 oder 10 mm Trokarhülse für Elektrosonden, Laser und Schere; *p3* 5 mm Trokarhülse für die Faßzange; *p4* 5 mm Trokar für die Saug- und Spülkombination.

wurde so zerkleinert und entfernt, bis die Gallenblase von allen Steinen befreit war.

Bei einer »Schrumpfgallenblase«, die keine Flüssigkeit enthält, konnte diese Methode aus technischen Gründen nicht angewendet werden. Dann half nur das Einführen einer großen »Kocher-Klemme«, mit der die Steine in der Gallenblase zerkleinert wurden. Erschien die Gallenblasenwand auf dem Monitor brüchig oder mit Keimen besiedelt, wurde sie – wie mit einem Sicherheitsnetz überzogen – über einen »Bergebeutel« aus der

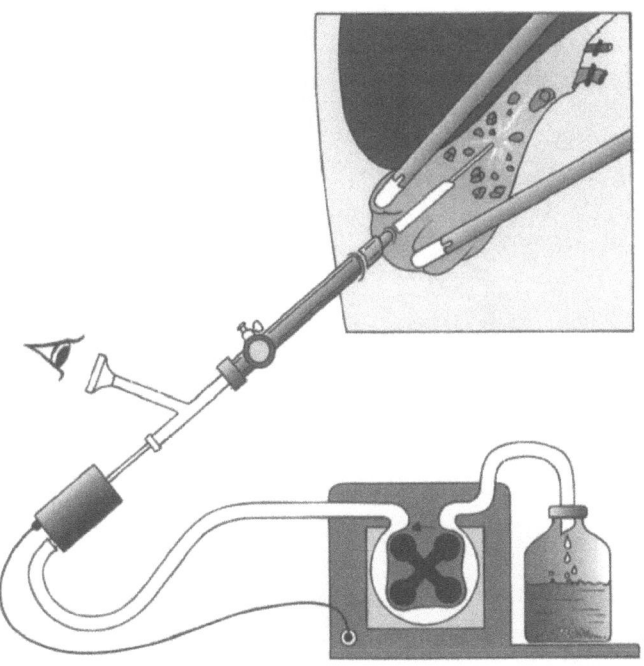

Abb. 21. Zertrümmerung eines Gallensteins durch Ultraschall im Inneren der Gallenblase.

Bauchhöhle entfernt (Abb. 22). Heute versuchen die Chirurgen, die Gallenblase im Ganzen zu entfernen.

Genau wie bei der konventionellen Gallenblasenentfernung muß auch bei minimal invasivem Vorgehen intraoperativ der Gallengang geröntgt (Cholangiographie) werden, um sicher zu gehen, daß sich nicht noch einige Gallensteine im Gallengang »versteckt« haben; dies ist bei 6% der Patienten der Fall. Die Entfernung dieser Gallengangssteine kann sich für den Operateur zu einem sehr mühsamen Unterfangen entwickeln, das nur mit aufwendiger Tech-

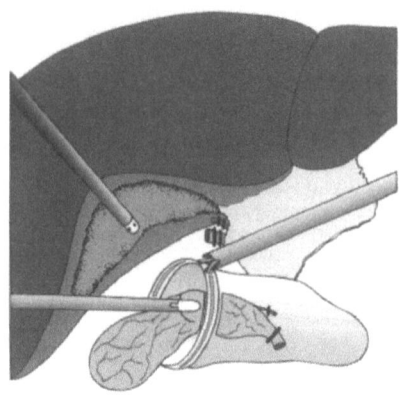

Abb. 22a. Die ausgelöste Gallenblase, die noch Gallensteine enthält, wird in einen »Bergebeutel« gestopft.

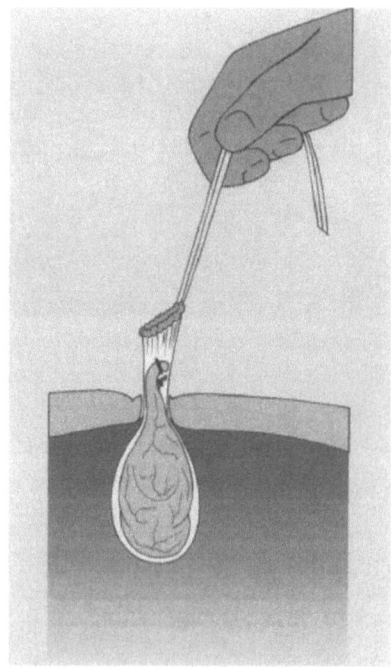

Abb. 22b. Der Beutel mit der Gallenblase wird über den Nabelzugang herausgezogen. Zuvor werden große Steine mechanisch zerkleinert.

nologie – per Sonden, Cholangiofiberskope und/oder gepulstem Laser – gemeistert werden kann.

Schließlich folgen mehrere Spül- und Absaugvorgänge, um die Bauchhöhle von Blut und Gewebereste zu säubern. Danach werden die Einstichstellen der Trokare in der Haut entweder mit absorbierbaren Nähten oder durch »Klebestreifen« (Steristrips) verschlossen. Sofern keine besorgniserregenden Symptome auftreten, wird der Patient am Abend des ersten postoperativen Tages nach Hause entlassen – vorausgesetzt, er kann dort entsprechend betreut werden. Alarmierende Symptome, die auf beginnende Komplikationen hinweisen können, sind Fieber, Schmerzen im rechten Oberbauch oder im ganzen Bauchraum, fehlende Darmgeräusche beim Abhören und Erbrechen. In diesen Fällen sowie bei unklaren Beschwerden wird der Klinikaufenthalt aus Sicherheitsgründen verlängert.

Ein Teil der Patienten klagt nach laparoskopischer Gallenblasenentfernung über Schmerzen am rechten Schulterblatt. Diese sind ungefährlich und eine Folge des Aufblähens der Bauchhöhle mit Kohlendioxid (Pneumoperitoneum); nach zehn Stunden sollten diese Beschwerden abgeklungen sein. In der Mehrzahl der Fälle treten jedoch keine alarmierenden Zeichen auf, und die Patienten erholen sich rasch. Die volle körperliche Aktivität ist normalerweise innerhalb einer Woche wieder erreicht, die Wiederaufnahme der gewohnten Tätigkeit und sportlichen Betätigungen sind nach zehn Tagen möglich.

Eine komplette Nachuntersuchung erfolgt nach einem Monat ambulant durch den Hausarzt. Dazu gehören eine Ultraschalluntersuchung der Leber- und Gallengänge, evtl. eine Röntgenaufnahme des Bauchraumes und Laborkontrollen (einschließlich der alkalischen Phosphatase und γ-GT). Mit diesen Untersuchungsbefunden konsultiert der Patient anschließend die Sprechstunde des endoskopischen Zentrums. Eine komplette weitere Untersuchung erfolgt ein Jahr nach der Operation.

Die Pioniere der minimal invasiven Operationstechnik hatten lange Zeit keinen einzigen Todesfall nach laparoskopischer Cholezystektomie. Dieser Erfolg ist zweifellos auf die sehr strikte Auswahl der Patienten zurückzuführen. Mit zunehmender Lockerung der Ausschlußkriterien und mit zunehmender Patientenzahl steigt nun auch die Zahl der Todesfälle an. Sie bleibt jedoch nach wie vor im Rahmen der bei den konventionellen Eingriffen bekannten Mortalität (0,1%).

In den wichtigsten neueren Veröffentlichungen wird eine postoperative Komplikationsrate von 2% bis 4% angegeben. Die Ursachen sind Nachblutungen oder Abszeßbildungen. Auch Verletzungen des Gallengangs (Choledochus) sind beschrieben. Die meisten Komplikationen können konservativ oder auch durch einen zweiten laparoskopischen Eingriff behandelt werden.

Als Indikation für ein offenes chirurgisches Vorgehen gelten eigentlich nur Blutungen, die laparoskopisch nicht zu beherrschen sind, sowie größere Läsionen am Gallengang.

Die Umsteigerate auf die konventionelle Operationstechnik schwankt zwischen 4% und 8% in Abhängigkeit von der Erfahrung des Operateurs, dem Stadium der Erkrankung und der laparoskopischen Technik. Der mit Abstand häufigste Grund für eine Erweiterung zur offenen Bauchoperation (Laparotomie) sind ausgeprägte entzündliche Gewebeveränderungen, durch welche die Präparation der Gefäße und Gallenwege erschwert wird.

Zusammenfassend läßt sich sagen, daß sich die laparoskopische Cholezystektomie in wenigen Jahren von einer Operation, der nur in gut ausgewählten Fällen in Frage kam, zu einem Routineeingriff für die meisten Patienten mit einer symptomatischen Gallensteinerkrankung entwickelt hat. Als einzige Kontraindikation für das minimal invasive Vorgehen gelten weiterhin instabile Herz-Kreislauf-Verhältnisse, frühere Operationen im Oberbauch und eine gangränöse Gallenblasenentzündung.

Gallenblaseneröffnung (Cholezystotomie)

Seit Anfang der 70er Jahre wurden verschiedene minimal invasive Methoden als Konkurrenzverfahren zur konventionellen Gallenblasenentfernung entwickelt. So versuchte man die Gallensteine durch Stoßwellen zu zertrümmern oder durch Methyl-tert-butyl-Äther (MTBE) aufzulösen. Doch beide Verfahren, die dem Patienten eine u.U. funktionsfähige Gallenblase erhalten, haben sich aufgrund verschiedener Nachteile als nicht optimal erwiesen.

Die laparoskopische Gallenblaseneröffnung, die von der Arbeitsgruppe um den Internisten Eckhard Frimberger (München) entwickelt wurde, ermöglicht das Einführen einer Sonde zur Steinzertrümmerung in die Gallenblase. Die steinfreie Gallenblase kann danach mit einem Clip

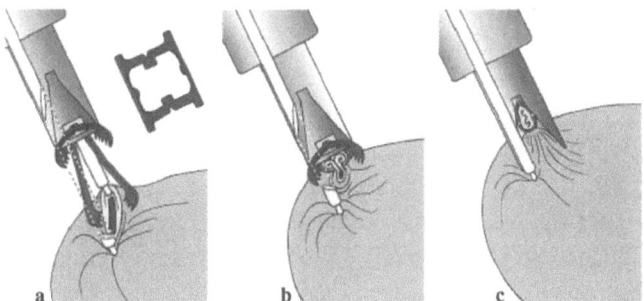

Abb. 23. Verschluß der Gallenblase durch eine Clipzange. Die Ränder der Gallenblasenöffnung werden mit Greifarmen zusammengerafft und mit einem Clip verschlossen.

verschlossen werden (Abb. 23); eine abschließende medikamentöse Behandlung ist nicht notwendig. Ideal ist diese Methode deshalb für Patienten über 50 Jahre mit bis zu drei Steinen und einer funktionsfähigen Gallenblase.

Blinddarm

Auch heute noch wird die laparoskopische Blinddarmentfernung (Appendektomie) kontrovers beurteilt. Manche Autoren befürworten die Methode bei milder (subakuter) Entzündung, andere eher bei stärker entzündlichen Prozessen, bei Vorliegen eines Abszesses oder einer Perforation, da die Bauchhöhle laparoskopisch gezielt gespült und effektiv drainiert werden kann.

Eine dritte Gruppe von Chirurgen hält die minimal invasive Blinddarmentfernung nur bei drei Indikationen für gerechtfertigt:

- Entfernung eines verdächtigen Blinddarms während laparoskopischer Abklärung von Unterleibsschmerzen
- Bei chronischer Entzündung des Blinddarms im beschwerdefreien Intervall
- Bei ausdrücklichem Wunsch des Patienten (ohne Gegenanzeigen)

Die Hauptargumente gegen das Verfahren bestehen darin, daß die Blinddarmentzündung in der Regel notfallmäßig im Nachtdienst versorgt werden muß, wenn die Zahl der laparoskopisch erfahrenen Operateure und das Instrumentarium limitiert sind. Da der Eingriff bei Verdachtsdiagnose oder zur Abklärung unklarer rechtsseitiger Unterbauchschmerzen erfolgt, können sich während des Eingriffs Kontraindikationen ergeben, die zu einem

Verfahrenswechsel zwingen. Das sind: Tumoren des Wurmfortsatzes, Entzündungen der Darmwand, basisnaher Durchbruch der Entzündung, nicht exakte Darstellbarkeit der Wurmfortsatzbasis sowie unzureichende Sanierungsmöglichkeiten bei Perforation.

Methode

Wie bei der Gallenblasenentfernung wird zunächst ein Trokar in Nabelhöhe eingeführt und die Bauchhöhle mit Kohlendioxid aufgebläht. Nach einem ersten diagnostischen Rundblick führt der Operateur einen 5,5 Millimeter breiten Instrumententrokar in den linken Unterbauch ein. Ein weiterer Instrumententrokar (11 mm) wird im

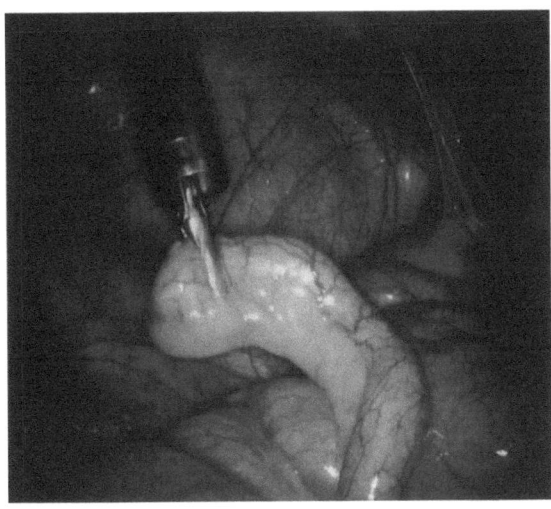

Abb. 24a. Der Wurmfortsatz wird mit einer Zange gegriffen. Anschließend wird eine Schlinge um seine Basis gelegt und fest zugezogen.

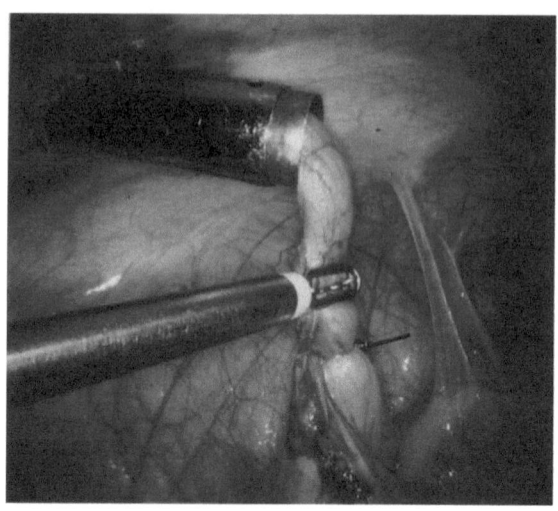

Abb. 24b. Oberhalb der Schlinge wird der Wurmfortsatz mit Hilfe einer bipolaren elektrischen Zange verkocht.

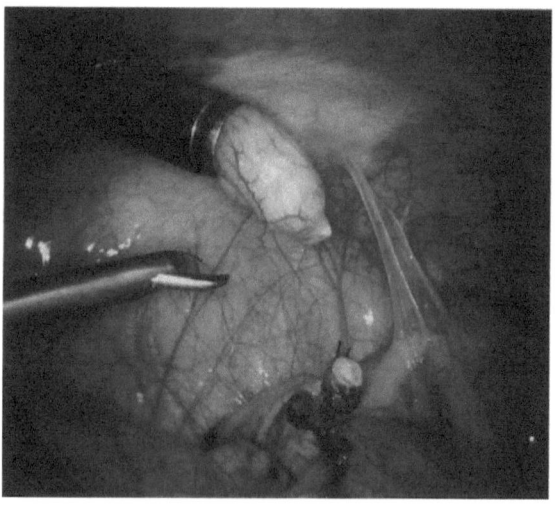

Abb. 24c. Dann erst wird der Wurmfortsatz im verkochten Bereich mit einer Schere durchtrennt und aus dem Körper entfernt.

rechten Unterbauch plaziert. Von dort aus wird die Blinddarmspitze mit einer Faßzange gefaßt und mit einer stumpfen Zange vom umgebenden Gewebe gelöst (Abb. 24a).

Nachdem der Operateur die den Blinddarm versorgenden Gefäße mit einem Elektrokauter »verbrannt« hat (Abb. 24b), legt er um den Blinddarm eine Schlinge, zieht diese zu und trennt das Organ ab (Abb. 24c). Falls erforderlich wird die Bauchhöhle anschließend mit Kochsalzlösung gespült. Nach abschließender Kontrolle der Blutstillung werden die Trokare entfernt und der mit Gas geblähte Bauch entleert.

Studien

Hinsichtlich des Operationserfolges gibt es unterschiedliche Beurteilungen. So veröffentlichte Prof. Helmut Waldner (Klinikum Innenstadt der Ludwig-Maximilian-Universität in München) eine Vergleichsstudie, bei der 23 Patienten laparoskopisch und 35 konventionell operiert worden waren. Waldner kam dabei zu der Einschätzung, daß die minimal invasive Blinddarmentfernung eine aufwendigere Patientenvorbereitung und mindestens drei Operateure erfordert. Außerdem kam es laparoskopisch häufiger zu Komplikationen wie Abszessen, Bauchfellentzündung und Bluterguß der Bauchdecke.

Demgegenüber hat sich ein Chirurgenteam vom Klinikum Mannheim der Universität Heidelberg eindeutig für einen breiteren Einsatz der minimal invasiven Blinddarmentfernung ausgesprochen: Die Übersicht im Bauchraum sei deutlich besser, Wundheilungsstörungen signifikant seltener und der Klinikaufenthalt nur halb so lang wie nach konventioneller Operation. Im Rahmen ihrer Untersuchung wurden 110 Patienten konventionell und 112 Patienten laparoskopisch operiert; in 20 Fällen mußte das Verfahren intraoperativ gewechselt werden (zu 80% aufgrund einer Perforation des Blinddarms).

Am St. Elisabeth Krankenhaus in Grevenbroich war bereits bis 1990 insgesamt 625 Patienten der Blinddarm laparoskopisch entfernt worden; dies erfolgte laut Dr. med. F. Götz während aller Entzündungsstadien und ungeachtet der anatomischen Lage des Blinddarms. Weitere 39 Patienten wurden konventionell operiert. »In vierzehn Fällen sahen wir uns in der Anfangsphase gezwungen, die Laparoskopie abzubrechen und auf die konventionelle Technik umzusteigen«, so Götz.

Während die Operation bei den ersten 50 Eingriffen durchschnittlich 38 Minuten dauerte, reduzierte sie sich später auf 25 bis 20 Minuten. Diese Zeitspanne entspricht einer konventionellen Appendektomie. Komplikationen traten in sieben Fällen (1%) auf. Postoperativ klagten 23% der Patienten über Schmerzen unterhalb des Rippenbogens sowie 71% über Schmerzen am Schulterblatt – und zwar überwiegend auf der rechten Seite.

Dennoch verlangten am Morgen nach dem Eingriff nur 7,9% der laparoskopisch operierten Patienten Schmerzmittel, bei den konventionell Operierten hingegen waren es 31%. Nach der laparoskopischen Appendektomie trat bei 4,7% der Patienten am 1. postoperativen Tag Fieber auf, die Durchschnittstemperatur betrug dabei 38,1 °C. Die überwiegende Mehrzahl der Patienten (95%) war am Tag nach der Operation bereits aufgestanden, am 3. postoperativen Tag waren alle Patienten voll bewegungsfähig.

»Entgegen der anfänglich vorherrschenden Meinung, daß die laparoskopische Blinddarmentfernung nur für chronisch entzündete oder fibröse Wurmfortsätze geeignet sei«, so Götz, »haben wir diese Operationsmethode in allen Entzündungsstadien erfolgreich durchführen können. Mit einer Komplikationsrate von 1% ist die laparoskopische Appendektomie weder intraoperativ noch postoperativ mit einer höheren Rate behaftet als die konventionelle Operation.«

Nach einer Arbeit von Lewis über 1000 konventionell operierte Patienten liegt die Komplikationsrate bei 12,8%, wobei überwiegend Wundinfektionen genannt wurden. Die Betroffenen mußten durchschnittlich 9,1 Tage in der Klinik verweilen, nach der endoskopischen Operation sind es durchschnittlich 5,8 Tage. »Wir sind der Überzeugung«, so Götz, »daß die Hospitalisationszeit in naher Zukunft auf zwei bis vier Tage reduziert werden kann«.

Dickdarm und Enddarm

Karzinome im Dickdarm (Kolon) und Enddarm (Rektum) entstehen aus Wucherungen (Polypen) der Darmwand, die über viele Jahre gutartig bleiben können. Durch Vorsorgeuntersuchungen und konsequente Entfernung dieser Polypen kann die Entwicklung zur Krebserkrankung verhindert werden (Abb. 25). Der endoskopischen Entfernung der Polypen folgt eine sorgfältige Untersuchung des Polypgewebes, so daß der Patient bei Vorliegen eines Hochrisikokarzinoms einer Weiterbehandlung zugeführt werden kann.

Optik und Instrumente werden bei endoskopischen Operationen am Enddarm über den After eingeführt (transanale endoskopische Mikrochirurgie – TEM). Im Laufe der Jahre sind die Techniken dieser »transanalen endoskopischen Mikrochirurgie« – von Bueß und Mitarbeitern entwickelt – ständig verfeinert worden. Sie erlauben heute ein sicheres, schichtspezifisches Herausschneiden von Veränderungen des Enddarms mit anschließender Nahtversor-

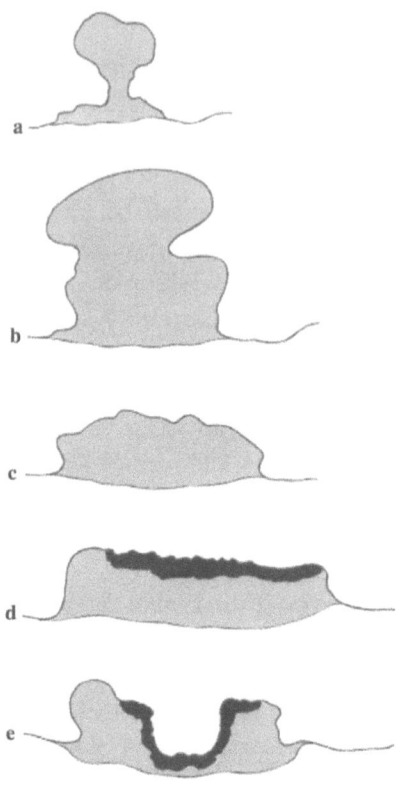

Abb. 25. Unterschiedliche Stadien und Typen von Enddarmtumoren. *a* gestielter Polyp, *b* breitgestielter Polyp, *c* breitbasiger Polyp (noch gutartig), *d* breitbasiger Typ (bereits bösartig), *e* bereits geschwürartig veränderter Polyp

gung, so daß neben der lokalen Entfernung (Exzision) von Polypen auch die Entfernung von Darmwand und Darmsegmenten möglich sind. Die Lagerung des Patienten bei dieser Art der Mikrochirurgie zeigt Abb. 26.

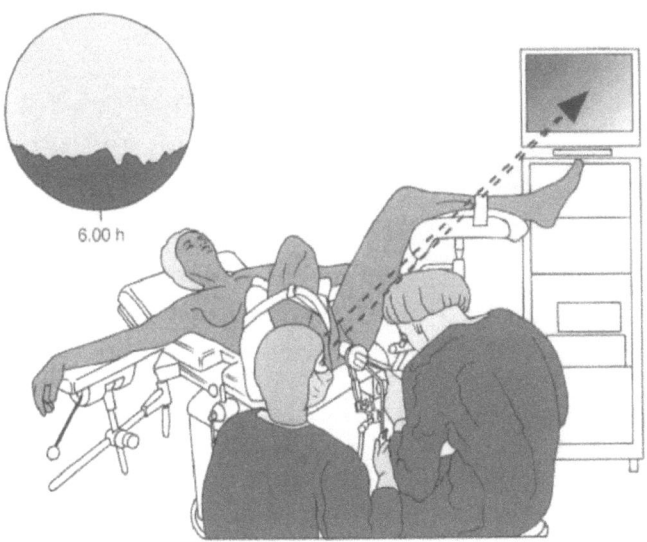

Abb. 26. Anordnung im Operationssaal für Eingriffe am Enddarm. Der Chirurg hat über das stereoskopische Endoskop den direkten Blick auf das Operationsgebiet. Der Assistent beobachtet den Ablauf über den Videomonitor.

Eine radikale Entfernung von Darmteilstücken in konventioneller Weise ist dann erforderlich, wenn das Karzinom bei der Gewebeuntersuchung einen hohen Malignitätsgrad aufweist, Tochtergeschwülste in den Lymphgefäßen nachweisbar sind oder das Karzinom bis an die Abtragungsfläche heranreicht. Wenn dem Patienten aufgrund des Alters oder schwerwiegender Begleiterkrankungen kein großer konventioneller Baucheingriff zugemutet werden kann, genügt jedoch auch im fortgeschrittenen Krebsstadium die alleinige laparoskopische Entfernung des Gewebes im Gesunden.

Während die endoskopische Exzision von Frühkarzinomen des Enddarms (Abb. 27) eine anerkannte Vorgehens-

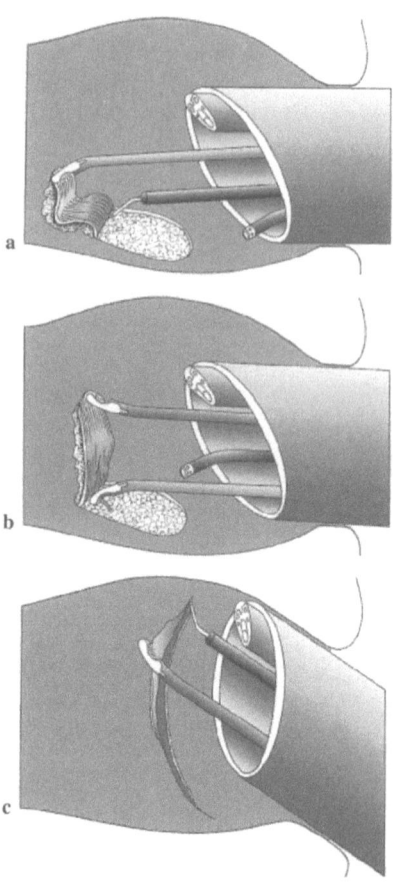

Abb. 27. Operative Schritte bei der Entfernung eines Tumors aus der Darmwand. *a:* Für die Abschälung des Tumors wird der Wandteil umgeschlagen. *b:* Gefäße werden einzeln koaguliert und anschließend durchtrennt. *c:* Nach Entfernung des Tumors wird die Wunde in der Darmwand vernäht.

weise ohne Beeinträchtigung der Heilungschancen darstellt, ist diese Sicherheit für die laparoskopische Entfernung von Dickdarmmalignomen noch nicht bewiesen. Dies liegt einerseits an technischen Problemen (Präparation großer Darmbereiche vom umliegenden Gewebe, Tumor sollte ohne »Verunreinigung« des gesunden Gewebes geborgen werden); andererseits fehlen Studien mit dem Vergleich zur konventionellen Operation. Als postoperative Komplikationen können Nahtunzulänglichkeiten, Fisteln und Nachblutungen auftreten.

Leistenbruch (Herniotomie)

Die laparoskopische Versorgung des Leistenbruchs (Abb. 28) ist nach Dr. Burkhard Helms (Klinikum Rostock Südstadt) ein »besonderes Kapitel«, denn alle Pro-

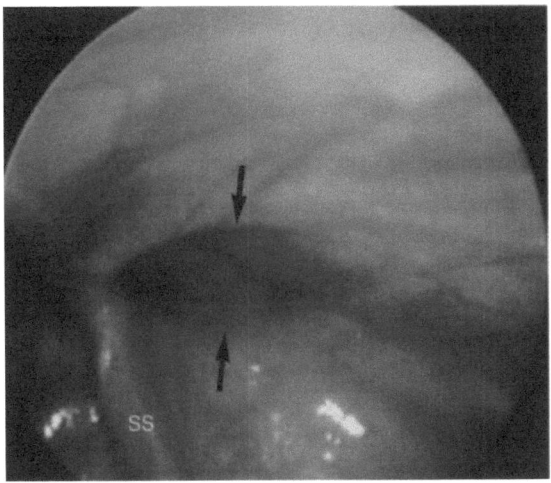

Abb. 28. Ein endoskopischer Blick auf die Ausstülpung der Bauchhaut an der Stelle eines Leistenbruchs.

bleme des scheinbaren Wandels können hier aufgezeigt werden: Der Leistenbruch ist eine Erkrankung der Bauchdecke, die – in Lokalanästhesie – konventionell in erprobter und bewährter Technik operativ versorgt werden kann. Das laparoskopische Vorgehen (mit großem instrumentellen Aufwand) hingegen erfordert Vollnarkose.

Dabei wird der Leistenbruch über drei Eingangspforten in die Bauchhöhle quasi von »innen« (intraperitoneal) beseitigt, während er konventionell von »außen« (extraperitoneal) angegangen wird. Somit birgt der »minimal invasive« Eingriff nicht nur größere Verletzungsmöglichkeiten; er ist außerdem wesentlich aufwendiger, was sich auch in den Kosten niederschlägt. Diese liegen 135% höher als bei der konventionellen Form.

Das minimal invasive Vorgehen scheint dennoch gerechtfertigt zu sein, da sich die Patienten schneller erholen und körperlich gut belasten können. Allerdings: Allein die publizierte Vielfalt der laparoskopischen Varianten zeigt die derzeitige Entwicklungsdynamik, so daß ein kritisches Herangehen angezeigt ist.

Unabhängig vom gewählten Verfahren muß bei der Leistenbruchoperation eine chirurgische Regel beachtet werden: das Gewebe der Bruchpforte darf nicht einfach aneinander gezogen und vernäht werden, sondern sollte spannungsfrei durch Fremdmaterial (Patch) verstärkt werden. Die laparoskopische Befestigung des Patchs erfordert allerdings eine andere Technik, so daß nur begrenzte Erfahrungen zur Langzeitstabilität bestehen.

Eine der wenigen Vergleichsstudien zur operativen Behandlung des Leistenbruchs liegt von Prof. D. L. Stoker vom St. Bartholomew's Hospital in London vor. Dabei wurden 150 Patienten entweder konventionell oder laparoskopisch therapiert. Während die herkömmlich Operierten nach dem Eingriff durchschnittlich 18 Schmerztabletten einnahmen, waren es nach laparoskopischer Operation nur sechs Stück. Ebenso deutlich waren die Unterschiede hinsichtlich der Wiederaufnahme der Arbeit (konventionell im Mittel nach 28 Tagen, laparoskopisch nach 14 Tagen).

Die Laparoskopie in der Diagnose von Erkrankungen im Bauchraum

Für die Begutachtung von Erkrankungen der Leber ist die Laparoskopie geradezu unerläßlich. Dabei läßt sich die Diagnose häufig allein durch das Aussehen der Leber stellen (wie Leberfibrose, Zirrhose, Fettleber, Cholestase, Zysten und gutartige Tumoren), sie wird dennoch durch eine Gewebeentnahme gesichert. Insbesondere für die Diagnose der Zirrhose gibt es keine annähernd gleichwertige Alternative zur Laparoskopie; die typischen Veränderungen der Oberflächenbeschaffenheit mit Vernarbungen, Knoten und eine vergrößerte Gallenblase sind deutlich zu erkennen.

Ebenso sicher läßt sich unterscheiden, ob ein Rückstau von Gallenflüssigkeit (intraphepatische Cholestase) durch eine Lebererkrankung oder durch einen Verschluß der großen Gallengänge ausgelöst wird. Handelt es sich um einen Gallengangverschluß, so kann seine Ursache (z.B. ein bösartiger Tumor) in gleicher Sitzung mit Hilfe der laparoskopischen Röntgenuntersuchung (Cholangiographie) und der gezielten Gewebeentnahme geklärt werden. Eventuell wird dabei auch direkt die Indikation zu einer Gallenblasenableitung unter laparoskopischer Sicht gestellt.

Zur Erkennung und Behandlung bösartiger Lebertumoren ist die Laparoskopie unerläßlich, denn auf diese Weise läßt sich ihr genauer Sitz, ihre Größe und das Vorliegen möglicher Metastasen abklären. Der laparoskopische Befund dient dann als Grundlage für die weitere Therapie, indem er aufzeigt, ob eine Entfernung möglich oder eine Transplantation notwendig ist.

Der Nachweis von Lebermetastasen, der durch Gewebeuntersuchungen bestätigt wird, stellt für den Chirurgen einen der wichtigsten Vorteile der Laparoskopie dar, da sich dadurch andere teure Untersuchungen und manchmal sogar der operative Eingriff erübrigen. Nicht selten kommt es auch vor, daß im Computertomogramm lediglich eine »solitäre« Metastase festgestellt wird; bei der Laparoskopie stellt sich dann jedoch heraus, daß multiple Tochtergeschwülste vorliegen, die aus einem größeren Herd mit mehreren oberflächlichen Satelliten in der näheren oder weiteren Umgebung bestehen.

Mit Hilfe der Bauchspiegelung lassen sich nicht nur Metastasen aufspüren, sondern auch das Stadium von bösartigen Tumoren präzise beurteilen, so daß der Chirurg über die weitere operative Vorgehensweise entscheiden kann. In einigen Fällen wird er jedoch aufgrund des fortgeschrittenen Tumorstadiums auf eine Operation verzichten wollen. Bei Karzinomen der Bauchspeicheldrüse, der unteren Speiseröhre, des Magens und im Dick- und Enddarm ist die Laparoskopie die einzige zuverlässige Methode zur Erkennung von metastasären Ansiedlungen im Bauchfell (Peritoneum). In diesen – inoperablen Fällen – kann dem Patienten die großzügige Eröffnung des Bauchraumes erspart bleiben.

Japanischen Veröffentlichungen zufolge lassen sich durch laparoskopische Spülung der Bauchhöhle (Peritoneallavage) sehr zuverlässige Informationen zur Prognose von Krebserkrankungen im Magen-Darm-Trakt erzielen. Für dieses »Staging« von bösartigen Tumoren werden lediglich 200 bis 300 ml Kochsalzlösung in den Bauchraum eingebracht. Dort wird die Flüssigkeit vorsichtig bewegt und dann wieder angesaugt. Nach dem Ausschleudern in der Zentrifuge werden in den gewonnenen festen Bestandteile Art und Menge der bösartigen Zellen untersucht.

Die häufigste Indikation zur diagnostischen Laparoskopie sind chronische Bauchschmerzen, deren Ursache trotz intensiver Diagnostik nicht gefunden werden konnte. Prof. A. Cuschieri (University of Dundee, Schottland) hat den Stellenwert der Bauchspiegelung sowohl in retrospektiven als auch in prospektiven Studien untersucht. Daraus ergab sich eine »Trefferquote« von 30% positiven Befunden, die eine anschließende Behandlung der Ursache zur Folge hatten.

Auch notfallmäßig wird die Bauchspiegelung eingesetzt. Besonders hilfreich ist sie bei Frauen zur Abklärung von akuten Schmerzen im rechten Unterbauch, die durch eine akute Blinddarmentzündung, eine Entzündung der Eierstöcke oder eine Bauchhöhlenschwangerschaft verursacht werden können. Nach der Diagnose können therapeutische Maßnahmen – wie die Entleerung von Eiter, Spülung mit Kochsalzlösung oder Entfernung des Blinddarms – unmittelbar angeschlossen werden.

Sowohl bei der diagnostischen als auch bei der operativen Laparoskopie können auch Verwachsungen entdeckt und beseitigt werden (Adhäsiolyse), die meist als Folge einer früheren Operation aufgetreten sind. Bei Patienten mit chronischen Bauchschmerzen kann die Adhäsiolyse aber auch das therapeutische Ziel eines Eingriffs sein.

Ein weiterer Vorteil der Laparoskopie ist, daß sie mit anderen diagnostischen Verfahren wie der röntgenologischen Darstellung der Gallengänge (Cholangiographie) kombiniert werden kann. Zur direkten Untersuchung von Leber, Gallenblase und Gallengangssystem stehen außerdem Ultraschallsonden zur Verfügung, die gegenwärtig nur durch ihre Größe begrenzt sind (die meisten sind durch eine 12-mm-Trokarhülse einzuführen). Auf diese Weise wird das Spektrum der diagnostischen Laparoskopie beträchtlich erweitert.

▰ Komplikationen

Vorausgesetzt, daß die entsprechenden Vorsichtsmaßnahmen eingehalten werden und der Chirurg über die notwendige Übung verfügt, ist die Laparoskopie eine sichere Methode. Es liegt inzwischen eine Reihe von Berichten über umfangreiche laparoskopische Eingriffe auf nichtgynäkologischem Gebiet mit Sterblichkeitsraten von 0% bis 0,1% vor. Eine der umfassendsten Befragungen zu laparoskopischen Eingriffen im Bauchraum stammt aus der Gynäkologie und wurde von Mitgliedern des Royal College of Obstetricians and Gynaecologists durchgeführt. Sie umfaßt Berichte über 50247 Eingriffe. Die Gesamtkomplikationsrate betrug in dieser Studie 34/1000 Eingriffe; bei operativen Eingriffen (40/1000) lag sie höher als bei der diagnostischen Laparoskopie (30/1000). In Tabelle 1 sind genauere Angaben zur Häufigkeit der einzelnen Komplikationen aufgeführt. Die Sterblichkeit betrug in dieser Studie 0,1/1000 Eingriffe.

Eine absolute Kontraindikation für die Laparoskopie besteht bei Patienten mit nicht ausgeglichenen Blutgerinnungsstörungen, instabilen Kreislaufverhältnissen (Herzversagen), instabilen Bauchverletzungen, nach Schußverletzungen, bei chronischer respiratorischer Insuffizienz und bei Infektionen der Bauchdecke.

Tabelle 1. Komplikationen bei laparoskopischen Eingriffen. Vertrauliche Befragung durch das Royal College of Obstetricians and Gynaecologists zu 50247 Eingriffen im Jahr 1978.

Art der Komplikation	n	‰
Anästhesie		
Technische Probleme	38	0,8
Herzstillstand	9	0,2
Herzrhytmusstörungen	20	0,4
Laparoskopie nicht gelungen	375	7,5
Stromschädigungen		
Darm	27	0,5
Haut	13	0,3
Andere	10	0,2
Verletzungen		
Darm	90	1,8
Harntrakt	11	0,2
Beckenorgane	172	3,4
Blutungen		
Bauchwand	125	2,5
Beckengefäße und Eileiter	134	2,7
Beckenseitenwand und Eierstöcke	43	0,9
Infektionen		
Bauchwunde	26	0,5
Becken	25	0,5
Thorax	11	0,2
Harntrakt	24	0,5
Diverse		
Verlorengegangene Fremdkörper	29	0,6
Lungenembolie	8	0,2
Tiefe Venenthrombose	10	0,2
Todesfälle	4	0,1

6 Eingriffe im Brustraum

Die diagnostische Spiegelung und Inspektion des Brustkorbs (Thorax) ist bereits seit 1935 etabliert. Auch therapeutische Eingriffe am Thorax gab es bereits vor dem Zeitalter der minimal invasiven Chirurgie. Schon in den 50er Jahren erzielte der Düsseldorfer Chirurg Raimund Wittmoser hervorragende Ergebnisse mit der thorakoskopischen Durchtrennung des Sympathicus- oder Vagusnerven. Doch diese Pionierleistung wurde lange Zeit von der Fachwelt nicht anerkannt.

Durch die Entwicklung eines im Thorax manövrierbaren Klammernahtgerätes, das luft- und blutdichte Nähte am Lungengewebe ermöglicht, sowie die Einführung hochauflösender Kameras ist die Wandlung von rein diagnostischen zu minimal invasiven Eingriffen inzwischen vollzogen.

Für den Patienten bietet die thorakoskopische Chirurgie zahlreiche Vorteile: Bei konventioneller Operation ist die Eröffnung des Brustkorbs häufig mit Einschränkungen der Herz- und Lungenfunktion verbunden, die unterstützende Maßnahmen notwendig machen. Dazu gehörten eine u.U. mehrtägige künstliche Beatmung und Herz-Kreislauf-stimulierende Medikamente. Die postoperative Erholungsphase erstreckt sich – vor allem bei älteren Menschen – über mehrere Monate. Eine häufige Folge der konventionellen Operation sind zudem

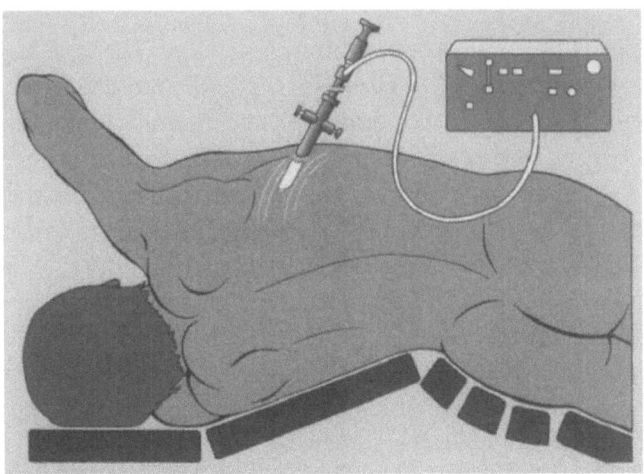

Abb. 29. Lagerung des Patienten für die thorakoskopische Operation. Durch die abgewinkelte Lage können die Rippen so weit wie möglich gespreizt werden.

Schmerzen, die eine langwierige medikamentöse Behandlung, in einigen Fällen sogar die Überweisung in eine Schmerzklinik erfordern.

Zur Durchführung eines laparoskopischen Eingriffs im Brustraum wird der Patient so gelagert, daß die Instrumente zwischen den Rippen hindurchgeführt werden können (Abb. 29).

Zu den Domänen der minimal invasiven Thoraxchirurgie zählen derzeit die teilweise oder weitgehende Entfernung des Rippenfells (Pleuraresektion), die Beseitigung von Zysten und kleinen gutartigen Tumoren sowie Gewebeentfernungen am äußeren Lungenmantel. Außerdem können auf diese Weise spezifische Nerven und Nervenäste durchtrennt werden, wie z.B. Sympathicus (Schwitzsyndrom) und Vagus (Asthma bronchiale, Dünndarmgeschwür, Angina pectoris).

Sehr skeptisch beurteilen die Chirurgen den Wert der minimal invasiven Chirurgie bei der Therapie des Bronchialkarzinoms. Denn der Methode sind bei der Behandlung dieses bösartigen Lungentumors technische Grenzen gesetzt - bei jenem Eingriff also, der den größten Teil der Thoraxchirurgie ausmacht. Daher beläuft sich der Anteil der minimal invasiven Operationen am Brustkorb (derzeit) nur auf etwa 10%.

Nach Angaben von Prof. Dr. Ingolf Vogt-Moykopf (Thoraxklinik der LVA Baden, Heidelberg) ermöglicht allein die offene Thoraxoperation die notwendige Radikalität, um den Tumor im Gesunden zu entfernen, verdächtige Lymphknoten aufzuspüren und das Stadium der Krebserkrankung festzulegen (was für weitere Behandlungsschritte wichtig ist).

Hinsichtlich der Kosten liegen die minimal invasiven Eingriffe am Thorax um 20% höher als konventionelle Operationen. Dafür verspürt der Patient nach thorakoskopischen Eingriffen deutlich weniger Schmerzen, da die Gewebestrukturen weitgehend erhalten bleiben; außerdem verbleibt der Patient eine kürzere Zeit im Krankenhaus.

Jeder Chirurg, der minimal invasive Eingriffe im Brustkorb vornimmt, muß das gesamte Spektrum der Thoraxchirurgie beherrschen, weil nicht nur Komplikationen, sondern auch die Entdeckung eines Krebsherdes den sofortigen Übergang zur offenen Operationstechnik erfordern.

Als Komplikation können Blutungen, Perforation der Speiseröhre und ein Lungenkollaps (Pneumothorax) auftreten.

7 Ein Blick in die Gelenke

Was die Gallenblase für die Chirurgie ist, sind die Menisken des Kniegelenks für die Orthopädie – Wegbereiter der minimal invasiven Chirurgie. Risse an den Knorpelscheiben im Kniegelenk gehören zu den häufigsten und verhältnismäßig leicht behandelbaren Verletzungen des Knies. Und weil das Knie das größte Gelenk des Menschen ist, das Platz für die Handhabung von Endoskop und Instrumenten bot, war es das erste Gelenk, an dem die Endoskopie zum Einsatz kam.

Bereits Anfang bis Mitte der 80er Jahre wurde weltweit die offene Meniskusoperation, bei der das Knie mit einem fünf bis sechs Zentimeter langen Schnitt durch Haut und Gelenkkapsel geöffnet wird, von der arthroskopischen Vorgehensweise abgelöst. Heute sind endoskopische Meniskusoperationen der Standard. Und weil das Komplikationsrisiko als klein gilt, werden sie zunehmend auch ambulant durchgeführt.

Im Gefolge der Arthroskopie des Knies haben die Orthopäden ihr Werkzeug auch an anderen Gelenken ausprobiert. Doch beispielsweise am Hand-, Schulter-, Hüft- und Sprunggelenk sind die anatomischen Verhältnisse wesentlich schwieriger als im großen Kniegelenk. Aber auch hier setzen einige Orthopäden zunehmend das Endoskop ein, um einen offenen Zugriff zu vermeiden.

Das Knie

Das Knie ist kein Gelenk mit unbegrenzter Haltbarkeit. Etwa 30% der Männer zwischen 55 und 60 leiden unter schmerzhaftem Verschleiß der Kniegelenke, der »Arthrose«; bei den Frauen sind es sogar 40%. Zum alters- und belastungsabhängigen Verschleiß kommen die akuten Verletzungen hinzu: Meniskusschäden und Verletzungen an den Bändern sind als Folge des zunehmenden Freizeitsports häufiger geworden.

Bei Knieschmerzen ist eine Diagnose durch Röntgen nur sehr begrenzt möglich, weil Schäden an Knorpel und Bändern nicht direkt abgebildet werden können. Mehr Information über Weichteilverletzungen geben Untersuchungen mit einem Magnetresonanztomographen. Doch dessen Einsatz ist teuer, zudem sind die Geräte noch selten, und auch ihre Aussagekraft ist begrenzt. Deshalb wird bei anhaltenden Knieschmerzen oder dem Gefühl von Einklemmungen eine Arthroskopie oft als diagnostischer Eingriff begonnen und erst während der Inspektion über das weitere Vorgehen entschieden.

Die Arthroskopie (Abb. 30) wird meist unter Regionalnarkose durchgeführt. Vor dem Eingriff wird der Blutfluß in dem betroffenen Knie durch eine Manschette um den Oberschenkel gehemmt. Dann wird als erstes eine kräftige Kanüle in die Gelenkkapsel eingestochen. Sie ist mit einer Vorratsflasche verbunden, die sterile Salzlösung enthält. Während der gesamten Operation wird das Knie ständig von dieser Salzlösung durchspült. Der Eingriff findet gleichsam unter Wasser statt; auf diese Weise wird die Kapsel des Gelenks etwas aufgebläht und die Orthopäden und Unfallchirurgen behalten freie Sicht.

Durch einen kleinen Schnitt an der Vorderseite des Knies, seitlich unterhalb der Kniescheibe, wird dann das etwa 15 Zentimeter lange, kaum fünf Millimeter starke

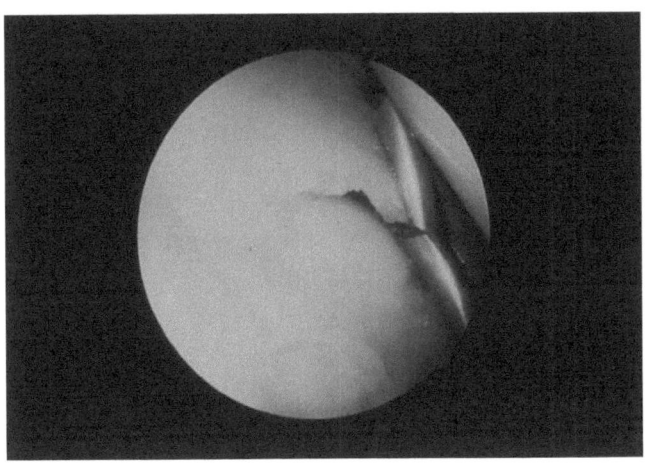

Abb. 30a. Blick durch ein Arthroskop in das Kniegelenk. Der Tasthaken hält das abgerissene Stück eines Meniskus.

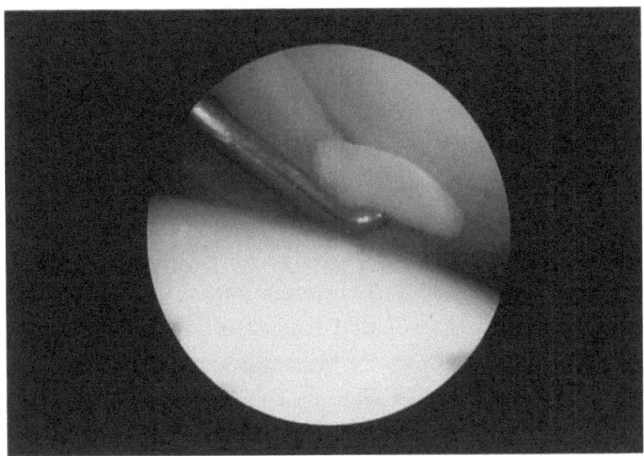

Abb. 30b. Mit einer robusten Schere wird der Rand des geschädigten Meniskus begradigt.

starre Arthroskop eingeführt. Trokarhülsen werden nicht verwendet. Sobald die Videokamera am Endoskop befestigt ist, beginnt der Arzt mit einer generellen Inspektion der gelblichweißen, undurchbluteten Knorpeloberflächen. Dabei wird das Bein im Knie gebeugt und gedreht, um die verschiedenen Knorpelregionen und die Bänder zugänglich zu machen. Wichtigstes Handwerkzeug in dieser Phase ist ein Tasthaken, der durch einen dritten Einschnitt in das Knie eingeführt wird.

Je nach Befund wird der Tasthaken dann später gegen Sauger, Zangen, Scheren, Feilen oder Bohrer ausgetauscht. Mit diesen Werkzeugen werden Teile eines gerissenen Meniskus entfernt oder – was zunehmend geschieht – wieder angenäht. Da der Eingriff ins Knie meist unter Teilnarkose durchgeführt wird, kann der Patient eventuell selbst während der (fast immer unblutigen) Operation einen Blick auf den Monitor werfen.

Neben der Meniskuschirurgie spielen vor allem Manipulationen am Knorpel des Knies ein wichtige Rolle. Die Möglichkeiten der Orthopäden sind dabei allerdings beschränkt. Bislang verfügen sie über keine Möglichkeiten, Knorpelschäden vollwertig zu reparieren. Schadensbegrenzung ist alles, was sie heute tun können: Frei herumschwimmende Knorpelbruchstücke, die das Gelenk reizen oder zu »Klemmungen« führen, werden abgesaugt, grob aufgerauhte Bereiche des Knorpels geglättet.

Bei tiefergehenden Knorpelschäden, bei denen der Knorpel bereits bis auf den Knochen durchgerieben ist, greifen die Orthopäden zu Bohrern oder Fräsen, mit denen sie im betroffenen Bereich den unter dem Knorpel liegenden Knochen anbohren oder abtragen, bis er blutet. Tatsächlich bildet sich in den nächsten Wochen an der Stelle der Verletzung eine Art Ersatzknorpel. Er erreicht allerdings nicht die Qualität und Haltbarkeit des ursprünglichen Knorpels. Dennoch führt dieser Eingriff bei 70% bis 80% der Patienten zu einer Besserung der Schmerzen.

Die Kreuzbandplastik

Zu den nachteiligen Konsequenzen der veränderten Freizeit- und Sportgewohnheiten gehört auch, daß Orthopäden heute häufiger mit Verletzungen der Kreuzbänder konfrontiert werden. Diese beiden Bänder, das vordere und das hintere Kreuzband, halten Unterschenkel- und Oberschenkelknochen im Zentrum des Knies zusammen. Sie sind entscheidend für die Stabilität des Gelenks. Die unangenehmste Konsequenz eines Kreuzbandrisses, meist handelt es sich um das vordere, ist deshalb, daß sich der Knorpelverschleiß in dem betroffenen Knie oft rapide beschleunigt.

Dennoch raten Orthopäden heute nicht unbedingt zu einer Reparatur des gerissenen Bandes. Bislang liegen nämlich eher widersprüchliche Langzeituntersuchungen darüber vor, ob eine operative Kreuzbandwiederherstellung sich wirklich lohnt, das heißt die ursprüngliche Stabilität des Knies erzielt und den drohenden Knorpelverschleiß wirksam reduziert. Grob gilt die Empfehlung, daß je jünger der Patient ist und je höher seine sportlichen Ambitionen sind, desto eher ist zu einer Operation zu raten. Häufige Begleitverletzungen, etwa an den Seitenbändern, an den Menisken oder am Knorpel machen die Entscheidung über eine Reparatur eines Kreuzbandrisses zu einer individuellen Angelegenheit.

Erschwert wird die Beurteilung der Kreuzbandoperation auch dadurch, daß eine Reihe verschiedener Varianten existiert. Das gilt sowohl für die offene Operation, die meist als »Miniarthrotomie« mit zwei etwa zehn

Zentimeter langen Schnitten durchgeführt wird, als auch für die arthroskopische Operationstechnik. Jede Klinik schwört auf »ihre« Technik, ohne daß die verschiedenen Varianten je einem zuverlässigen Vergleich unterzogen worden wären. Die Vielzahl der Varianten alleine mag aber schon als Indiz gelten, daß die optimale Methode noch nicht gefunden ist. Wichtiger als die Operationsvariante ist deshalb die Qualifikation des Arztes, dem man sich anvertraut.

Gleichgültig ob offen oder arthroskopisch wird das Kreuzband heute fast immer als sogenannte Plastik wiederhergestellt: Das heißt, es werden nicht die Enden des gerissenen Bandes wieder zusammengenäht, sondern ein Teil einer anderen Sehne wird zur Rekonstruktion des Bandes benutzt. Oft wird aus der breiten Sehne unter der Kniescheibe ein Streifen herausgetrennt, durch eine Bohrung oder Kerbe im Kopf des Unterschenkels ins Innere des Knies hineingeführt und dann am Kopf des Oberschenkelknochens mit Schrauben fixiert.

Ärzte, die die Kreuzbandwiederherstellung arthroskopisch durchführen, betonen, daß ihre Patienten im Vergleich zu offen Operierten nach dem Eingriff weniger Schmerzen haben und früher mit der Mobilisierung des Knies beginnen können. Dadurch reduziere sich der Muskelschwund. Außerdem werden oberflächliche Nerven, Muskeln und Bänder geschont, die bei der offenen Operation durchtrennt werden müssen. Die arthroskopische Kreuzbandplastik stellt allerdings extrem hohe Anforderungen an die handwerklichen Fähigkeiten und Erfahrungen des Orthopäden.

Nur in einem Punkt sind sich die (meisten) Orthopäden einig: Eine Kreuzbandoperation sollte nicht am frisch verletzten Knie erfolgen, sondern erst nachdem die akute Schwellung abgeklungen ist. Die Ärzte haben festgestellt, daß es nach Operationen an frisch gerissenen

Kreuzbändern häufiger zu unangenehmen Bindegewebswucherungen, der sogenannten postoperativen Arthrofibrose kommt. Je nach Ausdehnung und Plazierung können diese Wucherungen zu langfristigen Bewegungseinschränkungen führen und den Erfolg der Operation völlig zunichte machen. Die deshalb nötige Wartezeit zwischen Verletzung und Operation gibt dem Patienten Gelegenheit, sich in Ruhe über die Operationsalternativen zu informieren. Häufig hat gerade die Klinik seiner Wahl die längste Warteliste.

Ein wesentlicher Faktor, der über das langfristige Resultat einer Kreuzbandwiederherstellung entscheidet, ist ohnehin nicht die Art der Operation – ob offen oder arthroskopisch – sondern die Qualität und Intensität der mehrere Monate dauernde Nachbehandlung mit Gymnastik und einem gezielten Aufbautraining der Beinmuskulatur. Die Frage, welche Stabilität und Beweglichkeit das Knie schließlich zurückgewinnt, hängt wesentlichen vom Engagement des Patienten ab und nicht nur von der Operationsmethode.

Die Hand

Mit verkleinerten Versionen des im Knie erprobten Instrumentariums sind auch arthroskopische Operationen im komplizierten Handgelenk möglich. Bei einer herkömmlichen offenen Operation müssen, um Zugang zu einem Schaden zu bekommen, fast immer einige Bänder zwischen den Handwurzelknochen zertrennt werden. Dagegen erlauben die bei einer Endoskopie eingesetzten streichholzdünnen Instrumenten eine weitgehende Schonung des Bandapparats. Nach ersten Erfahrungen wird dadurch die Dauer der Rehabilitation deutlich verkürzt.

Das Karpaltunnel-Syndrom

Vorübergehende Taubheit oder Schmerzen in Daumen, Zeigefinger, Mittelfinger und Innenseite des Ringfingers gehören zu den typischen Symptomen des Karpaltunnel-Syndroms. Hervorgerufen werden sie dadurch, daß der Mittelnerv der Hand chronisch eingequetscht wird. Dieser Nerv verläuft in der Handwurzel durch eine Art knöchernes Flußbett, das von einem breiten Band überspannt ist. Die dadurch gebildete Röhre teilt sich der Nerv mit insgesamt neun Sehnen, die vom Unterarm zu den Fingern verlaufen. Kommt es durch eine Stauchung oder durch chronische Fehlhaltung zu einem Anschwellen der Sehnen oder wird der Kanal von außen zusammengedrückt, hat das die unangenehme Funktionsstörung des Nervs zur Folge.

Die Behandlung der Nervenkompression und der neurologischen Störungen sind fast immer eine langwierige Angelegenheit. Oft versagt die medikamentöse Behandlung, so daß eine Operation der letzte Ausweg ist. Ziel der Operation ist es, das Band zu durchtrennen, das über den Tunnel gespannt ist und seine »Wände« zusammenhält. Nach Durchtrennen dieses Bandes können die Wände etwas auseinanderweichen, so daß der Druck auf den Nerv nachläßt.

Offene und endoskopische Operation unterscheiden sich fundamental in der Art, wie die Ärzte an das Band gelangen. Bei der offenen Operation geschieht das von »oben«: Mit einem knapp fünf Zentimeter langen Schnitt in der Handfläche neben dem Daumenballen wird das Band freigelegt, um es anschließend komplett zu durchtrennen.

Bei der endoskopischen Operationsvariante wird dieser Schnitt in der Handfläche vermieden. Statt dessen wird durch einen knapp ein Zentimeter langen Schnitt in der Innenseite des Handgelenks ein Zugang zur »Eingangspforte« des Karpaltunnels geschaffen. Verschiedene Hersteller bieten Spezialinstrumente an, die dann in den Tunnel eingeschoben werden können. Sie dienen als Führungsschiene für ein Messer, mit dem das Band dann von seiner Unterseite her durchtrennt wird.

Was die Langzeitergebnisse angeht, sind etwa 80% bis 90% der Patienten mit beiden Operationsverfahren zufrieden: Taubheit und Schmerzen in den Fingern bessern sich deutlich oder legen sich ganz. Die Kurzzeitergebnisse sprechen jedoch für die endoskopische Variante: Bindegewebe, Muskel und Nerven, die bei der offenen Operation durchtrennt werden müssen, werden geschont. Beschwerden durch die Narbe, die bei der offenen Operation häufig bis zu sechs Wochen anhalten, sind nach dem endoskopischen Eingriff selten. Auch die Gipsruhigstellung kann von zwei Wochen auf fünf bis acht Tage verkürzt werden. Nach einer internationalen Studie können die Patienten bereits nach 14 statt 28 Tagen zur Arbeit zurückkehren.

Da es in der Handwurzel und dem Karpaltunnel allerdings sehr eng ist und es deshalb auf hohe Präzision ankommt, sollte man sich nur von erfahrenen Operateuren endoskopisch operieren lassen. Der Arzt bewegt sich ja in einem heiklen Gebiet: Durchtrennt die Klinge mehr als gewünscht, kann das Lähmungen oder endgültige Steifheit der Finger zur Folge haben. Daß 10% bis 20% der Patienten weder mit dem Ergebnis der offenen noch mit dem der endoskopischen Operation zufrieden sind, liegt an den Schwierigkeiten, die die korrekte Diagnose des Karpaltunnel-Syndroms macht: Wenn die Beschwerden gar nicht auf der Verengung des Tunnels beruhen, ist die Operation sinnlos, und die Beschwerden bleiben, gleichgültig welche Operationsmethode gewählt wurde.

Die Schulter

Die Schulter ist das beweglichste Gelenk des menschlichen Körpers – und das komplizierteste. Seine Stabilität bezieht es aus dem Zusammenspiel dreier Knochen und mehreren Dutzend Muskeln, Sehnen und Bändern. Entsprechend schwierig sind Diagnose und richtige Therapie, wenn es zu Schulterschmerzen kommt. Hier liegt bislang der wesentliche Vorteil der Arthroskopie: Sie erweitert die diagnostischen Möglichkeiten dort, wo Röntgen- und Ultraschalluntersuchungen keine exakten Befund ergeben. Durch die Arthroskopie können Reizungen, Muskelrisse oder Verkalkungen direkt in Augenschein genommen werden.

Dann wird im Zuge der Arthroskopie über ein operatives Vorgehen entschieden. Kleinere Eingriffe, wie die Entfernung von Kalkablagerungen können dann ebenfalls arthroskopisch durchgeführt werden. Bei größeren Eingriffen an der Schulter ist wegen der Komplexität des Gelenks bislang noch nicht eindeutig belegt, ob die endoskopischen Operationen Vorteile gegenüber den offenen Eingriffen haben. Der Arzt entscheidet deshalb oft erst während der Arthroskopie, ob die Operation offen oder endoskopisch durchgeführt wird. Seine Erfahrung spielt bei der Entscheidung eine große Rolle.

8 Endoskopische Operationen bei Kindern

Die minimal invasive Chirurgie ist prinzipiell für jedes Lebensalter geeignet – ab dem 1. Tag. Doch gerade bei Säuglingen, Klein- und Schulkindern verspricht der Verzicht auf große Schnitte in Brust oder Bauch mehr als weniger Schmerzen, einen kürzeren Krankenhausaufenthalt und schnellere Genesung. Fast noch wichtiger ist eine vorbeugende Eigenschaft, die mit der Vermeidung großer Narben einhergeht: Das Risiko von inneren Verwachsungen – medizinisch: Adhäsionen – wird verringert.

Gerade nach offenen Bauchoperationen, beispielsweise am Blinddarm, kommt es immer wieder dazu, daß die Ränder des Schnittes in der Bauchdecke mit dem dünnen Häutchen verkleben, das den Darm einkleidet. Meist bleiben die sich bildenden Gewebestränge harmlos, aber sie können manchmal zu häßlichen Einziehungen der Narbe, zu Störungen der Darmbewegung oder zu Verklebungen der Eierstöcke und der Eileitereingänge führen. Bei Kindern bedeuten solche Verwachsungen ein noch größeres Problem als bei Erwachsenen, weil sie sich noch im Wachstum befinden. Erste Vergleiche deuten an, daß das Risiko von Verwachsungen nach Laparoskopie nur ein Fünftel der des offenen Bauchschnitts beträgt.

Für den Chirurgen ist die Operation eines Kindes allerdings noch schwieriger. Der Platzmangel ist im kleinen Körper eines Kindes natürlich noch ausgeprägter: Wichtige Gefäße und Nerven, die auf keinen Fall verletzt werden dürfen, liegen noch enger beieinander. Hinzu kommt, daß die Lage und relative Größe der Organe etwas von der Erwachsenenanatomie abweicht und deshalb leichte Anpassungen der Vorgehensweise erfordern. Doch es gibt keine Mindestgröße: Endoskopische Operationen sind auch bei untergewichtigen Frühgeborenen mit weniger als drei Pfund erfolgreich möglich.

Wie beim Erwachsenen können auch bei Kindern alle Gänge und Körperhöhlen mit dünnen flexiblen oder starren Endoskopen erreicht werden. Am Kopf sind das: Ohr, Nasen-Rachen-Raum und seine Nebenhöhlen und sogar die Speicheldrüsen; an den Atemwegen: Kehlkopf, Luftröhre und Bronchien; im Verdauungstrakt: Speiseröhre, Magen, Darm und Gallenwege; und im Harnsystem: die Harnleiter bis zu den Nieren, die Blase und die Harnröhre.

Der Bauch

Bei der Laparoskopie werden Klein- und Schulkinder im Prinzip behandelt wie kleine Erwachsene. Alle Eingriffe geschehen grundsätzlich in Vollnarkose. Die Kinder werden so vorbereitet, daß bei Komplikationen sofort zum offenen Eingriff übergegangen werden kann.

Prinzipiell gelten dieselben Indikationen zur endoskopischen Operation wie beim Erwachsenen. Eingriffe an Magen, Leber, Gallenblase und Gallengang sind bei Kindern jedoch seltener nötig. Statt dessen stehen Erkrankungen der inneren Geschlechtsorgane, die Entfernung von Blinddarm und Zysten, Lageanomalien des Darms und die Lösung von Verwachsungen, oft Relikte früherer offener Operationen, im Vordergrund.

Gerade bei der Suche nach der Ursache chronischer Bauchschmerzen kann das Laparoskop wichtige Hilfestellung leisten. Tatsächlich gehört die Diagnose der Ursachen von Bauchschmerzen zu den schwierigsten Problemen der Medizin und ist immer noch mit einer recht hohen Fehlerrate behaftet. Auch Ultraschalluntersuchungen lassen häufig keine zuverlässigen Schlüsse zu.

Deshalb werden laparoskopische Eingriffe bei Kindern häufig als diagnostische Eingriffe begonnen: Durch einen einzigen Schnitt in der Gegend des Nabels wirft der Arzt einen Blick auf die inneren Organe. Oft kann auf diese Weise ein Bauchschnitt vermieden werden, weil keinerlei Anzeichen einer Reizung, Entzündung oder anderer Störungen zu entdecken sind. Sollten sich jedoch tatsächlich Auffälligkeiten zeigen, kann die Operation in vielen Fällen laparoskopisch fortgesetzt werden.

Routinemäßig werden heute per Laparoskopie entzündete Blinddärme entfernt und Verwachsungen im Bauchraum durchtrennt. Auch die Entfernung des sogenannten Meckelschen Divertikels kann laparoskopisch geschehen. Das ist eine bei 1% bis 3% der Menschen vorkommende, manchmal fingerlange Ausstülpung des Dünndarms. Dieses Überbleibsel aus der Embryonalentwicklung kann sich ähnlich wie der Blinddarm entzünden.

Häufig wird das Laparoskop bei Kindern auch zur Inspektion der inneren Geschlechtsorgane eingesetzt. Bei Jungen kann mit seiner Hilfe durch eine einzige Öffnung in der Gegend des Nabels die Ursache des Hodenhochstands abgeklärt und, je nach Befund, gleich korrigiert werden. Bei Mädchen sind Untersuchungen der Eierstöcke und Eileiter sogar einer der häufigsten Gründe für die Laparoskopie. Mit dem Endoskop gewinnen die Chirurgen einen ersten Blick auf die Organe, und können dann über das weitere Vorgehen entscheiden (s. Kap. 9 Gynäkologische Eingriffe).

Der Brustraum

Auch bei Operationen im Brustraum ist bei Kindern alles möglich, was auch bei Erwachsenen durchgeführt wird. Lungenrisse oder Verletzungen nach einem Unfall können endoskopisch verschlossen, Tumoren oder gutartige Zysten können entfernt werden. Einige Zentren wie die Kinderchirurgische Abteilung des Universitätsklinikums Benjamin Franklin in Berlin berichten gerade bei Operationen an der Lunge über sehr gute Erfahrungen mit Operationslasern: Weil das Laserlicht die Schnittränder koaguliert, können recht blutungsarme Operationen gelingen. Je kleiner das Kind ist, desto deutlicher macht sich auch der geringe Platzbedarf des Lasers im Vergleich mit elektrochirurgischen Instrumenten als Vorteil bemerkbar.

Operationen vor der Geburt

Operationen im Mutterleib sind bislang Taten der Verzweiflung: 70% der Fälle, in denen Ärzte durch Öffnen der Gebärmutter versucht haben, lebensbedrohliche Entwicklungsstörungen des Kindes zu korrigieren, endeten mit einer Fehlgeburt. Nur wenige Ärzte wagen deshalb heute eine offene Operation am Ungeborenen und nur dann, wenn ohne Eingriff der Tod des Kindes absolut sicher ist – eine ethisch schwierige Balance.

Endoskope mit dem Durchmesser einer Stopfnadel und fast haarfeine Instrumente machen den Ärzten Hoffnung, daß auch eine minimal invasive Chirurgie am Ungeborenen möglich werden könnte. Erste Schritte in diese Richtung werden vor allem in des USA bereits heute getan. Dort sind schon in ein paar Dutzend Fällen endoskopische Eingriffe in der Fruchtblase durchgeführt worden, bislang jedoch nur selten erfolgreich.

Meist diente der Einsatz des Endoskops in der Fruchtblase rein diagnostischen Zielsetzungen. Ein Beispiel: Ärzte der Temple Universitätsklinik in Philadelphia hatten während der Ultraschalluntersuchung einer 20jährigen Schwangeren entdeckt, daß sich bei ihrem Kind der Rückenmarkskanal offenbar nicht normal entwickelt hatte. Um ihren Verdacht zu überprüfen, schlugen sie der Frau eine erweiterte Fruchtwasseruntersuchung vor. Dabei haben sie dieselbe Nadel, die sie in die Fruchtblase eingestochen haben, um etwas Flüssigkeit abzusaugen, als »Trokar« für ein nur 0,8 Millimeter starkes Endoskop benutzt. Der direkte Blick durch das Endoskop auf den Rücken des Embryos widerlegte den Verdacht: das Kind war entgegen dem eigenartigen Ultraschallbild völlig normal.

Als Routineuntersuchung kommt die »Fetoskopie« allerdings nicht Frage. Schon mit der Fruchtwasseruntersuchung ist wegen der Gefahr von Infektionen oder der Verletzung des Kindes ein ein- bis zweiprozentiges Fehlgeburtsrisiko verbunden. Ältere Untersuchungen zeigen, daß das Abortrisiko nach einer Fetoskopie sogar auf 3% bis 5% steigt.

Erste Eingriffe

In einigen wenigen Fällen sind Ärzte auch über das reine Betrachten hinausgegangen. Bei Kindern, die mit einem sehr hohen Risiko belastet sind, mit schwerem Muskelschwund zur Welt kommen, haben sie unter endoskopischer Kontrolle eine kleine Gewebeprobe aus einem Muskel des Embryos entnommen, um dann die Mutter über eine Abtreibung beraten zu können.

Durchgeführt wurden auch bereits eine Reihe »endoskopischer Schwangerschaftsabbrüche«. Deren Ziel ist die gezielte Abtreibung einzelner Embryonen bei Mehrlingsschwangerschaften – Mediziner sprechen vom »selektiven Fetozid«: Ein Fötus wird geopfert, um seinen Geschwistern das Überleben zu ermöglichen. Beispielsweise hatten Ärzte der Wayne State Universitätsklinik in Detroit bei einer jungen Amerikanerin in der 18. Schwangerschaftswoche im Laufe einer Ultraschalluntersuchung festgestellt, daß einer der beiden Zwillinge schwere Mißbildungen zeigte. Ihm fehlten Herz und Gehirn sowie die Arme. Bei einer genaueren Untersuchung stellte sich dann heraus, daß der fehlgebildete Embryo außerdem soviel Blut aus der Plazenta beanspruchte, daß die Blutversorgung seines Geschwisters gefährdet war. Deshalb entschlossen sich die Ärzte zu einem endoskopischen Eingriff, in dem sie die Nabelschnur des ihrer Meinung nach ohnehin nicht lebensfähigen Fötus unterbanden. Der Eingriff verlief erfolgreich: Die Frau wurde in der 36. Woche von einem mehr als fünf Pfund schweren und gesunden Jungen entbunden.

Die Hoffnung der Ärzte ist aber, daß die Fetoskopie einmal mehr sein könnte, als eine weitere Methode zur Pränataldiagnose oder Abtreibung. Ihr Traum ist es, sich abzeichnenden Fehlbildungen durch einen frühzeitigen Eingriff in der Gebärmutter vorzubeugen. Zu den ersten Zielen, die sie sich vorgenommen haben, zählen Engpässe oder Verstopfungen von Flüssigkeitskanälen im Körper des Embryos. Solche Flüssigkeitsstaus in Gehirn, Blase oder Blutkreislauf des Embryos haben durch ihren Platzbedarf meist verheerende Folgen für die benachbarten Organe und Gewebe – das Kind wird mit einem Wasserkopf, versagenden Nieren oder Herzfehlern geboren. Einige Chirurgen haben die Hoffnung, daß sich solche Folgeschäden vermeiden lassen, wenn man den Stau früh genug durch einen Eingriff noch in der Gebärmutter beseitigt.

Bislang weiß jedoch niemand, welche Folgen ein Eingriff in den Körper des Embryos für dessen Entwicklung hat. Dennoch werden erste Operationen bereits versucht. So haben amerikanische Ärzte bei einer Routineuntersuchung einer Schwangeren festgestellt, daß die Blase ihres 19 Wochen alten Embryos vergrößert war. Weil die Harnröhre verschlossen war, konnte der Urin nicht abfließen. Die Folgen waren abzusehen: Die schwellende Blase behindert die normale Entwicklung der Nieren und der Lungen. Betroffene Kinder sterben meist kurz vor oder nach der Geburt an Nierendefekten oder Lungenversagen.

Wegen der extrem schlechten Prognose hatten die Ärzte sich zu einem Eingriff in die Gebärmutter entschlossen. Eine kräftige Kanüle, die sie durch die Bauchdecke der Mutter, durch die Gebärmutterwand, durch die Bauchdecke des Embryos bis in die angeschwollene Blase eingestochen haben, diente als Führungsröhre für ein 2,5 Millimeter starkes Endoskop. Mit seiner Hilfe fanden sie in der Blase des Embryos den Eingang zu der blind endenden Harnröhre. Tatsächlich gelang es ihnen auch mit einer etwa 0,6 Millimeter starken Elektrosonde, die sie durch den Arbeitskanal des Endoskops hindurchführten, die Harnröhre zu öffnen und den Urinstau zu beseitigen. Doch offenbar war es schon zu spät: Als das Kind drei Monate später zur Welt kam, waren Nieren und Lunge unterentwickelt. Es starb am 4. Tag. Noch sind minimal invasive Operationen am Embryo ein Traum.

9 Gynäkologische Eingriffe

Frauenärzte waren die ersten, die das Laparoskop wirklich routinemäßig genutzt haben: Oft genug fanden sie bei ihren Patientinnen durch äußere Untersuchungen keine Gründe für Unterleibsschmerzen, ungewöhnliche Blutungen oder ungewollte Kinderlosigkeit, so daß ihnen nur ein direkter Blick in den Bauch blieb. Deshalb benutzen sie schon seit den 60er Jahren das Laparoskop zur Diagnose. War dann allerdings ein Eingriff nötig, legten auch die Gynäkologen das Laparoskop zur Seite und operierten per Bauchschnitt. Für einige Frauenärzte grenzte das jedoch an Schizophrenie: Um etwa die Gründe einer Sterilität zu beseitigen, mußten sie zu einer Operationsmethode greifen, zu deren Nebenwirkungen wegen des Verwachsungsrisikos ausgerechnet Unfruchtbarkeit gehörte.

Deshalb war es nur konsequent, daß Frauenärzte wie der Franzose Palmer und die Deutschen Frangenheim, Schwalm, Semm, der Brite Steptoe und der Amerikaner Phillips schon in den 60er und 70er Jahren zu den energischsten Vorreitern der Laparoskopie zählten. Die höheren kosmetischen Ansprüche ihrer weiblichen Patientenschaft haben dabei sicher auch eine Rolle gespielt. Heute gelten 80% der gynäkologischen Eingriffe als endoskopisch durchführbar. Neben der Eileitersterilisation sind das vor allem die Behandlung von Endometriose, Myomen und Fruchtbarkeitsproblemen.

Endometriose

Für viele Frauen sind Schmerzen im Unterleib eine feste Begleiterscheinung der Regelblutung. Oft stecken Verschleppung und Ansiedlung von Gebärmutterschleimhaut außerhalb der Gebärmutter hinter den Schmerzen. In den Eileitern, an den Eierstöcken, an der Außenwand der Gebärmutter oder sogar im Bauchraum können sich solche Gewebeflecken einnisten. Diese Ansiedlungen reagieren genauso wie die Gebärmutterschleimhaut, das »Endometrium«, auf den weiblichen Hormonzyklus: Sie wachsen in der zweiten Zyklushälfte und werden während der Menstruation abgestoßen. Weil das absterbende Gewebe aber nicht aus dem Körper herausgespült werden kann, führt das oft zu örtlichen Wasseransammlungen und Entzündungen – sie verursachen die Schmerzen der Endometriose.

Auch wenn der Verdacht auf Endometriose naheliegt, ist eine sichere Diagnose meist nur mit dem Laparoskop möglich. Wenn die Herde dann nicht zu ausgedehnt sind, können sie nach der Erfahrung geübter Chirurgen in 90% der Fälle ohne Bauchschnitt im Zuge der Laparoskopie entfernt werden. Dabei wird das Gewebe durch Hitze oder Elektrizität verkocht. Alternativ oder zusätzlich kann eine Hormonbehandlung durchgeführt werden.

Gutartige Wucherungen (Myome)

Nach dem 30. Lebensjahr bilden sich bei etwa 20% bis 25% der Frauen Knoten in der Gebärmutterwand. Diese »Myome« sind gutartige Muskel- und Bindegewebswucherungen. Oft bleiben sie harmlos, aber größere Myome, die in ganz seltenen Fälle bis auf die Größe eines Kindskopfes anwachsen, können sich auch in den Innenraum der Gebärmutter einstülpen oder in den Bauchraum ausdehnen und so Druck auf andere Organe ausüben. Bei etwa 50% der betroffenen Frauen verursachen sie verstärkte oder verlängerte Blutungen und Schmerzen.

Nur in solchen Fällen raten Ärzte zur Operation. Zufällig entdeckte Myome, die keine Beschwerden machen, brauchen nicht immer entfernt zu werden, da sie sich mit Beginn der Wechseljahre meist von selbst wieder zurückbilden. Sie bleiben allerdings unter Beobachtung.

Bei immerhin 80% der Patientinnen ist die Entfernung eines Myoms per Laparoskop möglich – solange es nicht größer als eine Faust ist. Der Zugang geschieht über drei bis vier Einstiche in die Bauchdecke. Dabei wird die äußere Gebärmutterwand unmittelbar über dem Myom soweit aufgeschnitten, daß der Knoten freigelegt und herausgeschält werden kann. Anschließend wird der Schnitt in der Gebärmutterwand wieder vernäht. Da die großen Gewebeknoten natürlich nicht durch die kleinen Löcher der Instrumente in der Bauchdecke passen, werden sie mit einem Spezialinstrument in der Bauchhöhle zerstückelt und abgesaugt.

Unerwartete Blutungen gehören zu den häufigsten Komplikationen der Myomentfernung: Falls sie nicht schnell endoskopisch gestillt werden können, ist der Umstieg auf eine offene Operation nötig, manchmal sogar eine Gebärmutterentfernung. Grundsätzlich ist es jedoch das Ziel der Operation, die Gebärmutter zu erhalten. Nur bei sehr großen Myomen ist eine Uterusentfernung, die sogenannte Hysterektomie, nötig.

Gebärmutterentfernung

Bei großen Myomen oder Krebs, bei starken Blutungen, schweren Beckeninfektionen, starker Endometriose oder einem Gebärmuttervorfall bleibt oft nur die Entfernung der Gebärmutter. Tatsächlich gehört die Hysterektomie mit etwa 100.000 Eingriffen pro Jahr zu den häufigsten Operationen in Deutschland.

Eigentlich gibt es längst eine »minimal invasive« Variante dieser Operation. Durch die Vagina kann die Gebärmutter in kurzer Zeit – ohne Komplikationen dauert der Eingriff oft nur eine halbe Stunde – und relativ schonend entnommen werden. Nach vaginaler Operation können manche Patientinnen oft am selben oder am nächsten Tag nach Hause gehen. Allerdings hat man durch die Vagina keine gute Übersicht. Deshalb wird die Methode nur selten benutzt – international werden 70% bis 85% der Gebärmütter immer noch per Bauchschnitt entfernt.

Vor diesem Hintergrund könnte deshalb die laparoskopische Variante zu einer ernsthaften Alternative werden. Derzeit suchen die Ärzte jedoch noch nach der optimalen Vorgehensweise: International werden derzeit drei Grundtypen erprobt. Diese Operationsvarianten unterscheiden sich nicht nur dadurch, ob die Eierstöcke oder der Muttermund erhalten bleiben, sondern auch durch den Weg, auf dem die Gebärmutter entfernt wird: Zerkleinert durch die Bauchdecke oder durch einen Schnitt in der Scheide. Ob eine der Methoden wirklich den anderen überlegen ist, ist noch nicht klar – auch wenn die Verfechter jeweils von »ihrer« Methode überzeugt sind.

Gegenüber der offenen Operation scheinen jedoch alle laparoskopischen Operationen tatsächlich die schonendere Alternative zu sein: Zumindest gilt das für ausgewählte Patientinnen, deren Gebärmutter nicht allzusehr vergrößert ist. Französische Chirurgen, die die Gebärmutter nach der laparoskopischen Abtrennung von den Blutgefäßen schließlich durch einen Schnitt in der Scheide entnehmen, berichten beispielsweise, daß die laparoskopische Operation zwar im Durchschnitt etwa ein Stunde länger dauert als der offene Eingriff, aber die Patientinnen im Durchschnitt nach etwa fünf statt sieben Tagen die Klinik verlassen konnten und nach zwei Wochen statt einem Monat wieder normale Aktivitäten aufgenommen hatten.

Auf einen Aspekt weisen jedoch alle Gruppen hin, die die laparoskopische Gebärmutterentfernungen durchführen: Der Operateur muß ein gehöriges Maß an Erfahrung gesammelt haben. Anfänger sind bei fast jeder zweiten Patientin gezwungen, während des Eingriffs doch auf die offene Operation umzusteigen.

Sterilisation

Die Sterilisation der Eileiter war über Jahrzehnte hinweg weltweit die einzige Operation, die routinemäßig laparoskopisch durchgeführt wurde. Das liegt daran, daß der Verschluß oder das Durchtrennen der beiden Eileiter unter endoskopischer Sichtkontrolle ein recht einfacher und unkomplizierter Eingriff ist: Die Eileiter werden mit Strom oder Laser durchschmort bzw. mit einer Klammer oder mit einem Clip abgeklemmt.

Auch wenn dies als die zuverlässigste Empfängnisverhütung gilt, kommt es durchschnittlich in einem von 1000 Fällen zu unerwarteten Schwangerschaften – oft weil der Arzt die Eileiter nicht völlig durchtrennt hat oder weil ein durchtrennter Eileiter manchmal von selbst wieder zusammenwächst. Dann sind allerdings meist Eileiterschwangerschaften die Folge.

Auch wenn die Frau später ihre Meinung ändert und die Eileitersterilisation rückgängig machen will, kann das endoskopisch versucht werden: Über die Erfolgsraten dieser Operation ist nur wenig bekannt. Offene (mikrochirurgische) Refertilisierungsoperationen haben eine Erfolgsrate von 60% bis 80%.

Eileiterschwangerschaften

Noch vor wenigen Jahren galt nur die Totalentfernung des betroffenen Eileiters oder Ovars als angemessene Therapie zur Behandlung einer Eileiterschwangerschaft: Sonst, so die geltenden Lehrmeinung, sei das Risiko der Wiederholung zu groß. Diese Angst hat sich mittlerweile als übertrieben herausgestellt. Meist können früh genug erkannte Eileiterschwangerschaften per Laparoskop so schonend entfernt werden, daß der Eileiter erhalten bleibt. Dabei wird der Eileiter über der Fruchtblase längs aufgeschnitten, die Blase herausgelöst und anschließend der Eileiter wieder verschlossen. Kontrollen zeigen, daß anschließend 80% der operierten Eileiter trotz der unvermeidbaren Narbe durchgängig bleiben.

Eileiterspiegelung

Feinste Endoskope erlauben es sogar, das Innere eines Eileiters in Augenschein zu nehmen. Dazu wird das Endoskop durch Vagina, Gebärmuttermund und Gebärmutter in einen der beiden Eileiter eingeführt. Eingesetzt werden die sogenannten Falloposkope auf der Suche nach den Gründen ungewollter Kinderlosigkeit.

Sollte sich im Zuge der Inspektion der Eileiter herausstellen, daß deren Durchgängigkeit etwa durch Verklebungen behindert ist, kann auf diese Weise auch versucht werden, die Eileiter wieder durchgängig zu machen. Außerdem kann die Eileiterspiegelung wertvolle Hinweise geben, welche Art der Unfruchtbarkeitsbehandlung am sinnvollsten ist.

Eierstockzysten

Prinzipiell können auch Zysten an den Eierstöcken per Laparoskopie entfernt werden. Dennoch ist die Anwendung der minimal invasiven Operationsvariante bei diesem flüssigkeitsgefüllten Blasen umstritten.

Wenn die Zysten auf einen Tumor zurückgehen, kommt eine laparoskopische Entfernung nämlich nicht in Frage, weil sie dann nach Möglichkeit als Ganzes entnommen werden müssen, ohne sie zu verletzen. Sollten sie auslaufen, ist das Risiko zu groß, daß auf diese Weise Tumorzellen in den Bauchraum ausgesät werden. Grundsätzlich ist ein laparoskopisches Anstechen und Absaugen der Zysten deshalb nur dann erlaubt, wenn es keinerlei Hinweise auf Bösartigkeit gibt.

Dennoch kann es sein, daß eine als gutartig eingeschätzte Zyste sich dann in der Untersuchung durch den Pathologen doch als bösartig herausstellt. Manche Ärzte lehnen deshalb eine laparoskopische Operation der Zysten grundsätzlich ab.

10 Eine kleine Auswahl

Die leidige Prostata

Bis zum 40. Lebensjahr bemerkt kaum ein Mann, daß er überhaupt eine Prostata besitzt. Dennoch ist das kastaniengroße Organ, das die Harnröhre kurz hinter ihrem Ausgang aus der Blase umfaßt, ständig aktiv: Es produziert ein Sekret, das während der Ejakulation dem Samen beigemischt wird und die Beweglichkeit der Spermien fördert. Außerdem verschließt die muskulöse Drüse während des Samenergusses den Zugang zur Blase, so daß das Sperma seinen ordnungsgemäßen Weg geht.

Aber so etwa ab 40 beginnt die Drüse aus unbekannten Gründen zu wachsen. Praktisch jeder Mann ist von der gutartigen Wucherung betroffen, und jeder zweite Sechzigjährige spürt das auch, weil die Schwellung den Harnleiter chronisch verengt oder abdrückt: Die fast schon sprichwörtlichen Schwierigkeiten beim Wasserlassen sind die Folge.

Bei 20% bis 30% der Männer sind die Beschwerden so stark, daß die Schwellung der Prostata, wenn sie medikamentös nicht mehr behandelbar ist, operativ beseitigt werden muß – 20% der Operationen in urologischen Abteilungen der Kliniken betreffen diese Prostatahyperplasie. Nur in 10% bis 20% der Fälle, bei sehr großen Prostataadenomen, wie Mediziner die gutartigen

Wucherungen nennen, wird die Operation offen durch die Bauchdecke durchgeführt, die Standardmethode ist heute die sogenannte transurethale Elektroresektion.

Bei dieser Operation wird ein dünnes, stäbchenförmiges Instrument, das an seiner Spitze eine Metallschlinge trägt, durch den Harnleiter eingeführt und bis an die Prostata vorgeschoben. Die Schlinge wird dann unter Strom gesetzt und mit ihrer Hilfe wird der vergrößerte Kern der Prostata »scheibchenweise« abgehoben und durch den Harnleiter entfernt.

Auch wenn diese transurethale Elektroresektion relativ sicher ist – die operationsbedingte Todesrate liegt bei zwei von 1000 Eingriffen – und keine sichtbaren Narben hinterläßt, ist die Methode dennoch nicht ideal: Manchmal verlieren die Patienten so viel Blut, daß eine Transfusion nötig ist. Im Zeitalter von AIDS- und Hepatitisviren ist das für viele Patienten eine unsympathische Vorstellung. Zudem hat der Eingriff bei fast einem Fünftel der Patienten langfristige »Nebenwirkungen«: Die Harnröhre vernarbt und behindert dann den Urinfluß, manchmal kommt es zu Potenzstörungen und – häufiger – der Samenerguß fließt in die Blase statt durch den Penis, was das Sexualempfinden beeinträchtigen kann. 10% bis 15% der Operierten sind mit dem Spätergebnis nicht zufrieden.

Vor diesem Hintergrund wurden an einigen Kliniken alternative Methoden entwickelt. Eine der vielversprechendsten ist die sogenannte transurethale Laserablation der Prostata: Unter Teilnarkose wird durch den Arbeitskanal eines Endoskops eine Laserlichtfaser durch den Harnkanal vorgeschoben und in die Prostata eingestochen. Dann wird die geschwollene Drüse jedoch nicht sofort abgetragen, sondern lediglich durch das Licht des Laser in einem genau abgegrenzten Bereich auf Temperaturen über 43° Celsius erhitzt. Die Hitze läßt das Prostatagewebe absterben, ohne daß Blut fließt. Diese Bestrahlung wird je nach Größe und Form der Drüse an zwei bis fünfzehn Einstichstellen wiederholt. Anschließend dauert es acht bis zwölf Wochen, bis das tote Gewebe abgebaut wird. Erst dann ist Prostatadrüse so weit geschrumpft, daß sie den Weg für den Harn freigibt. Solange erhält der Patient einen Katheter durch die Bauchdecke, der ihm das Wasserlassen ermöglicht.

Was die kurzfristigen Ergebnisse angeht, ist die Laserablation recht attraktiv: Sie vermeidet den Blutverlust und belastet die Patienten weniger. Statt nach einer Woche können die Patienten schon nach einem Tag die Klinik verlassen, müssen jedoch einige Wochen den Katheter tragen.

Bei der herkömmlichen Elektroresektion kommt es immer wieder vor, daß Reste von Prostatagewebe erneut zu wuchern beginnen. Einen von zehn Patienten zwingen neue Beschwerden innerhalb von acht bis zwölf Jahren zu einer zweiten Operation. Ob die Laserablation die Zahl der Zweitoperationen verringert, kann angesichts der Neuheit der Methode noch nicht beurteilt werden.

Lymphknotenentnahme bei Prostatakarzinom

Wesentlich seltener als die gutartige Hyperplasie ist das bösartige Prostatakarzinom. Dennoch ist es eine der häufigsten Krebsarten des Mannes: Laut Statistik wird jeder 11. Mann an einem Prostatakarzinom erkranken und jeder 30. daran sterben. Im Unterschied zur gutartigen Wucherung macht sich das Karzinom erst sehr spät durch Einschränkungen beim Wasserlassen bemerkbar. In über 50% der Fälle wird der Tumor erst entdeckt, wenn bereits Metastasen in den Beckenlymphknoten entstanden sind.

Die Frage, ob der Krebs bereits Zellen in die regionalen Lymphknoten gestreut hat, ist jedoch für die Heilungsaussichten und die Behandlungsform des Patienten von grundlegender Bedeutung. Solange der Tumor auf die Prostata beschränkt ist, verspricht die radikale Entfernung der Prostata sehr gute Aussichten auf Heilung. Allerdings ist diese radikale Prostataoperation mit einer hohen Komplikationsrate behaftet: Fast 80% der Patienten verlieren ihre Potenz, 20% werden inkontinent.

Sind bereits Lymphknoten befallen, kann auf die belastende Prostataoperation, die nicht laparoskopisch durchgeführt werden darf, verzichtet werden, da sie in diesen Fällen die Heilungschancen nicht verbessert. Statt dessen wird mit einer Strahlen- und Hormonbehandlung das Wachstum des Tumors verlangsamt.

Um die offene Operation kommt die Mehrzahl der Patienten dennoch nicht herum. Denn der offene Eingriff ist bislang das Standardverfahren, um die Lymphknoten zu entnehmen. Meist werden die Knoten dann in einer sogenannten Schnellschnittdiagnose auf Tumorbefall untersucht, so daß die Operation evtl. mit der Prostatektomie fortgesetzt werden kann.

Die Schnellschnittdiagnose hat jedoch den großen Nachteil, daß sie immer eine längere Unterbrechung der Operation bedeutet. Während der Patient unter Narkose auf dem Tisch liegt, werden die Knoten zu einem Pathologen gebracht – in kleinen Krankenhäusern, die selbst keinen Pathologen im Haus haben, sogar oft mit dem Taxi. Der untersucht sie dann sofort unter dem Mikroskop auf Krebsbefall und gibt seine Diagnose dann telefonisch den wartenden Chirurgen durch. Wenn die Knoten befallen sind, wird die Operation abgebrochen, der aufgeschnittene Bauch wieder zugenäht. In den Kliniken ist das ein alltäglicher Vorgang.

Diese Prozedur, die auch bei Blasen- und anderen Tumoren im Beckenbereich angewendet wird, ist die Triebkraft für die Entwicklung der sogenannten laparoskopischen pelvinen Lymphadenektomie. In einem ersten laparoskopischen Eingriff werden durch insgesamt vier kleine Zugänge die nötigen Lymphknoten aus dem Leistenbereich entnommen. Sie können dann in Ruhe von einem Pathologen beurteilt werden. Sollte eine Prostatektomie angezeigt sein, wird die dann in einem zweiten, offenen Eingriff durchgeführt. Vielen Patienten, bei denen eine Prostataentfernung keinen Sinn macht, kann auf diese Weise eine unnötige offene Bauchoperation erspart werden. Noch hat die laparoskopische Lymphknotenentnahme jedoch keine weite Verbreitung gefunden, weil sie technisch sehr anspruchsvoll ist.

Neurochirurgie

Die empfindliche Struktur von Gehirn und Rückenmark lassen Neurochirurgen bei den meisten Eingriffen gar keine Wahl: Weil sie ansonsten mehr Schaden als Nutzen anrichten würden, müssen sie entweder minimal invasiv operieren oder gar nicht. Schon jetzt werden 70 bis 80% der Eingriffe in der Neurochirurgie »mikrochirurgisch« durchgeführt, das heißt unter Zuhilfenahme eines aufwendigen Operationsmikroskops, mit dem der Operateur feinste Strukturen erkennen und manipulieren kann. Oft wird nur noch ein fünfmarkstückgroßes Teil der Schädeldecke entfernt.

Feinste Endoskope eröffnen den Neurochirurgen die Möglichkeit, durch ein kleine Bohrung im Schädelknochen auch in tiefer gelegene Operationsgebiete vorzustoßen. Größere Freilegungen der Gehirnoberfläche oder Eröffnungen des Spinalkanals im Rückenmark werden durch den Einsatz von 0,5 bis 3 Millimeter feiner Endoskope oft überflüssig.

Bislang werden Endoskope vor allem bei Eingriffen in den Flüssigkeitsräumen von Gehirn und Rückenmark eingesetzt: Wenn in diesem Röhren- und Höhlensystem der freie Durchfluß versperrt wird, führt der Flüssigkeitsstau schnell zu Druck auf das umliegende Nervengewebe: Kopfschmerzen, aber auch Bewußtseinsstörungen können die Folge sein. Per Endoskop können die verantwortlichen Stauungen beseitigt, aber auch Zysten und Abszesse entleert sowie Blutgerinnsel und Tumoren ausgeräumt werden.

Die Bandscheiben

Die Bandscheiben sind die elastischen Dämpfer zwischen den knöchernen Wirbelkörpern. Sie bestehen aus zwei Schichten: einer äußeren, festen Hülle aus faserigem Knorpel und einem elastischen, gallertartigen Kern. Durch chronische oder akute Überbelastung, kann es zu Rissen oder Defekten in der Knorpelhülle kommen. An solchen Schwachstellen tritt etwas von der Gallertmasse aus, was Mediziner »Prolaps« oder »Vorfall« nennen. Schmerzen erzeugt der Bandscheibenvorfall, wenn er auf einen aus dem Rückenmark abzweigenden Nervenstrang drückt. Meist kann der Schmerz durch Muskelaufbautraining, Massage oder Bettruhe kontrolliert werden. Wenn das nicht hilft oder die Vorfälle zu oft passieren, bleibt nur ein operativer Eingriff, um die Vorstülpung zu entfernen.

Minimal invasive Eingriffe an der Wirbelsäule haben bereits eine mehr als 40 Jahre alte Geschichte. Mit der sogenannten perkutanen Diskektomie werden Bandscheibenvorfälle bereits seit Jahren durch einen einzigen

Einstich unter örtlicher Betäubung beseitigt. Unter Röntgenkontrolle wird bei diesem Eingriff eine Kanüle durch die Haut exakt bis in den Kern der auf den Nerv drückenden Bandscheibe eingestochen. Durch diese drei bis sechs Millimeter starke Kanüle wird dann eine feine Zange oder der Lichtleiter eines Lasers vorgeschoben. Mit deren Hilfe wird etwas Bandscheibengewebe zerkleinert oder verdampft und abgesaugt, um den Druck auf den Nerv zu verringern.

Diese perkutanen Verfahren können allerdings nur bei kleineren Vorfällen eingesetzt werden, nicht aber wenn der äußere Faserring der Bandscheibe bereits gerissen oder geplatzt ist oder sich Fragmente abgelöst haben. Bei solchen größeren Defekten ist bislang eine offene Operation nötig, denn der Arzt braucht die direkte Sicht auf den Vorfall. Diese Operation geht mit den üblichen Folgen einher: Mehrere Tage stationärer Aufenthalt, Vollnarkose und langsame Wundheilung. Endoskopische Verfahren werden deshalb derzeit als Alternative zur offenen Operationen bei schweren Bandscheibenvorfällen erprobt. Die zur Operation eingesetzten Endoskope sind dabei nicht dicker als die zur perkutanen Diskektomie verwendeten Kanülen. Durch den Arbeitskanals des Endoskops kann eine Laserfaser eingeführt werden. Derzeit ist noch nicht klar, ob die endoskopische Vorgehensweise ebenso zuverlässig wie die offene Technik ist.

Hals, Nasen, Ohren

Die Nase und ihre Nebenhöhlen, Mund, Rachen, Luftröhre bis zu den Bronchien bilden ein verzweigtes Labyrinth von Gängen und Höhlen. Wo früher klaffende Schnitte gesetzt oder Knochen aufgemeißelt werden mußten, folgen heute flexible Endoskope den natürlichen Zugangswegen. Sogar die Speicheldrüsen können endoskopisch untersucht werden. Auf diese Weise lassen sich Verstopfungen beseitigen, Biopsien nehmen, aber auch größere Operationen an gut- oder bösartigen Wucherungen in den Atemwegen und ihren Seitenhöhlen sind mit Hilfe flexibler Endoskope auf schonendere Weise möglich.

Rachen und Kehlkopf

Die Inspektion von Erkrankungen des Rachens, des Kehlkopfs und der Stimmbänder ist schon seit Jahren endoskopische Routine. Operationen an gutartigen Wucherungen oder Kehlkopftumoren werden dennoch meist als extrem belastender offener Eingriff durchgeführt. Durch einen Schnitt am Hals wird der knorpelige Kehlkopf eröffnet und das Tumorgewebe abgetragen. Große Narben sind ein Markenzeichen dieser Operation. Da nach dem Eingriff Schwellungen die Luftröhre verschließen, muß der Patient durch einen Luftröhrenschnitt atmen. Doch zu den unangenehmsten Folgen der offenen Kehlkopfoperation gehören Schluckbeschwerden und die Folgen für die Stimme: Immer wird sie verändert, meist sogar ganz zerstört.

Aus diesen Gründen entscheiden sich viele Patienten mit Kehlkopf- oder Rachenkrebs für die Behandlung durch Bestrahlung: Das erspart zwar die Operation und rettet meist die Stimme, allerdings tritt bei 10% bis 25% der Patienten der Tumor an gleicher Stelle erneut auf. Dann müssen sie doch operiert werden.

Hier verspricht die endoskopische Kehlkopfoperation enorme Vorteile. In Verbindung mit dem Einsatz von Operationslasern hat Wolfgang Steiner, Leiter der Klinik für Hals-Nasen-Ohrenkrankheiten an der Universität Göttingen, die Erfahrung gemacht, daß nicht nur die

Belastung durch die Operation wesentlich verringert wird, sondern daß den Patienten zudem auch die Stimme besser erhalten bleibt. In Göttingen werden auf diese Weise beispielsweise frühe Kehlkopfkarzinome genauso sicher entfernt wie durch die offene Operation. Aber auch Patienten mit großen, unheilbaren Kehlkopfkarzinomen profitieren von dem endoskopischen Eingriff: Zwar verspricht die minimal invasive Operation hier genauso wenig Aussichten auf Heilung wie ein offener Eingriff, aber sie belastet den Patienten weniger, erspart ihm Schmerzen und einen langen Krankenhausaufenthalt – kurz: Sie rettet ihm ein Stück Lebensqualität.

Gefäßendoskopie

Im Inneren der Blutgefäße herrschen für den Einsatz eines Endoskops wenig geeignete Verhältnisse: Blut ist schlicht zu trübe. Sinnvoll ist die Gefäßendoskopie deshalb erst, seitdem Endoskope mit einer Spülvorrichtung entwickelt wurden, die das Blut in ihrem Sichtbereich zurückdrängen, so daß freie Sicht auf die Gefäßwände möglich ist. Verkalkungen, Verstopfungen oder Verletzungen können so direkt in Augenschein genommen werden.

Derzeit befinden sich diese »Angioskopie« jedoch erst in der Phase, in der ihre Vor- und Nachteile im Vergleich zu anderen Verfahren getestet werden. Dazu gehört vor allem die Ultraschalluntersuchung: Katheter mit kleinen Ultraschallsonden an ihrer Spitze haben längst weite Verbreitung gefunden. Mit ihnen können nicht nur Information über Dicke und Aufbau der Gefäßwand, sondern auch über das benachbarte Gewebe erzielt werden.

Der am häufigsten angewandte Kathetertyp ist jedoch der sogenannte Ballonkatheter. Er wird dazu genutzt, Verengungen oder Verschlüsse in Blutgefäßen aufzubrechen. Das können Verstopfungen in peripheren Gefäßen sein, doch etwa die Hälfte der Anwendung geschieht nach einem Herzinfarkt an den Herzkranzgefäßen. Die Ballondilatation hat heute die früher übliche, offene Bypass-Operation weitgehend abgelöst.

Die Belastung des Patienten durch den Kathetereinsatz ist minimal. Durch eine Arterie in der Leistenbeuge wird der dünne Katheter unter Röntgenkontrolle bis in das verstopfte Herzkranzgefäß eingefädelt. An der Stelle der Verstopfung wird der Ballon an der Spitze des Katheters mit Hochdruck aufgeblasen. Er sprengt die Verengung auf: Das simple Verfahren funktioniert so gut, daß in 95% der Fälle nach dem Eingriff das Blut wieder frei zirkuliert. Allerdings ist die Ballondilatation mit einer hohen Rückfallrate belastet. Innerhalb des ersten halben Jahres kommt es bei 30% bis 40% der Patienten zu einem erneuten Gefäßverschluß. Diese hohe »Restenoserate« ist die Triebkraft hinter der intensiven Suche nach Alternativen zum Ballonkatheter: Gefäßverschlüsse werden bereits versuchsweise mit Laserkathetern oder Varianten, an deren Spitze sich ein schnell rotierender Bohrkopf befindet, geöffnet. Mit Hilfe von Kathetern lassen sich auch maschendrahtartige Verstärkungen in ein Gefäß plazieren, sogenannte Stents, die einem erneuten Gefäßverschluß vorbeugen sollen. Völlig ausgereift und unumstritten ist allerdings noch keines der Verfahren.

11 Was kostet die minimal invasive Chirurgie?

Die Zeiten, in denen Gedanken an die Kosten von Krankheit mit dem monatlichen Abzug des Krankenversicherungsbeitrags von Lohn oder Gehalt abgetan waren, sind vorbei. Krankheit und ihre Behandlung ist nicht zuletzt durch den zunehmenden Einsatz hochentwickelter technischer Apparate immer teurer geworden. Auch die endoskopische Chirurgie ist solch eine apparateintensive Methode. Dennoch, so kalkulieren viele Ökonomen, hat die patientenschonende minimal invasive Chirurgie durchaus das Potential, auch den Geldbeutel der Patienten zu schonen.

Ob sie das tatsächlich tun wird, ist allerdings völlig offen. Die Prognos AG stellt in einer bereits 1992 im Auftrag des Bundesforschungsministeriums erarbeiteten Analyse fest, daß »eine Kostenbilanz für die verschiedenen Verfahren der minimal invasiven Therapie [...] zum gegenwärtigen Zeitpunkt nicht möglich ist«. Da die Technik sich immer noch in rasantem Tempo weiterentwickelt, hat sich an dieser Einschätzung bis heute nicht viel geändert. Die Fallstricke einer ökonomischen Abschätzung lassen sich bereits an der simplen Frage verdeutlichen, ob eine laparoskopische Gallenblasenoperation teurer oder preiswerter als die offene Chirurgie kommt. Denn je nachdem, ob man die »Kosten« aus

Sicht von Patienten, Ärzten, Krankenhäusern oder schließlich des Gesundheitswesens betrachtet, kann die Antwort ganz unterschiedlich ausfallen.

Die betriebswirtschaftliche Rechnung

Krankenhäuser sind wie jedes Dienstleistungsunternehmen gezwungen, die Kosten ihrer Leistungen sehr genau zu kalkulieren. Schnell haben die Kliniken nach der – häufig nicht ganz freiwilligen (s. Kap. 12 »Hinter den Kulissen«) – Einführung der minimal invasiven Chirurgie den Unterschied zur offenen Variante durchgerechnet. Das Ergebnis waren – etwa bei der laparoskopischen Gallenblasenoperation – durchschnittliche Kosteneinsparungen von 15% bis 25%. Tabelle 2 zeigt am Beispiel der Allgemeinchirurgie der Universitätsklinik Marburg, wie sich die Kosten zusammensetzen.

Der betriebswirtschaftliche Kostenvergleich zeigt zweierlei. Erstens: Was die reinen Operationskosten angeht, ist die laparoskopische Operation etwa 450 Mark teurer als die offene Variante. Das liegt zum einen daran, daß die Ausgaben für Anschaffung und Reparatur der teureren Apparate, Videoausrüstung und Instrumente auf die einzelnen Patienten umgelegt werden müssen. Weil die Operation etwas länger dauert, liegen aber auch Narkose und Personalkosten leicht höher. Der entscheidende Posten auf der Rechnung sind jedoch die Einweginstrumente. In der Kalkulation der Uniklinik Marburg, wo zwei Instrumente als Einwegvarianten (ein Trokar und eine Klammerzange) benutzt wurden, schlagen sie mit etwa 420 Mark zu Buche.

Zweitens: Die höheren Operationskosten werden jedoch durch Ersparnisse in den sogenannten Vorhalte-

Tabelle 2. Kostenvergleich zwischen laparoskopischer und offener Gallenblasenentfernung an der Uniklinik Marburg (1991)[1].

Kostenart	Operationsvariante	
	lap.	offen
Vorhaltekosten[2]	1674	2790
allg. Leistungskosten[3]	982	1130
Operationskosten (gesamt)	1045	591
Einmalmaterial	507	160
Abschreibungen und Reparaturen	33	9
Personal	315	243
Narkose	152	132
Wäsche	10	10
Gesamtkosten	3701	4511
Liegezeit (in Tagen)	6	10

[1] Nach »Der Chirurg«, Band 63, Seiten 1041-1044

[2] Gebäude, Verwaltung, Personal, allg. Abschreibungen u.ä.

[3] Diagnose, Operationsvorbereitung, Nachbetreuung u.ä.

und allgemeinen Leistungskosten mehr als kompensiert. Hier wirkt sich die Verkürzung der Liegezeit aus: Durch die geringere Belastung verlassen laparoskopisch operierte Patienten die Marburger Klinik bereits nach durchschnittlich sechs statt nach zehn Tagen. Der geringere Pflege- und Unterbringungsaufwand – Hotelkosten genannt – macht den Kostengewinn der laparoskopischen Gallenblasenoperation aus. Der Vergleich mit den USA zeigt, daß das in der Verkürzung der Liegezeit mögliche Einsparpotential freilich noch nicht ausgeschöpft ist. Dort werden laparoskopisch operierte Patienten bereits am zweiten Tag entlassen. Vielfach wird die Operation sogar ambulant ausgeführt. Der Patient geht morgens in die Ambulanz einer Klinik oder in eine Arztpraxis, wird operiert und geht abends wieder nach Hause. Ein Kostenvergleich an der 2. Chirurgischen Klinik der Universität Köln kommt zu ganz ähnlichen Ergebnissen wie die Marburger Klinik: Mit durchschnittlich 3395 Mark verursacht die laparoskopische Operation knapp 20% weniger Kosten als die offene Variante. Diese für die Gallenblasenoperation geltende Kostenersparnis kann allerdings nicht für alle minimal invasive Operationen verallgemeinert werden. Grundsätzlich gilt aber: Je höher die Einsparung an Liegezeit und je schneller die Genesung, desto größer ist das Sparpotential.

Das Krankenhaus: Rote Zahlen durch Schonung

Für deutsche Krankenhäuser hatte die Kostensenkung durch Halbierung der Liegezeit anfangs allerdings einen schweren Nachteil, der in dem Kostenerstattungssystem der Krankenkassen begründet liegt: Bis zum Ende des Jahres 1995 galt in Deutschland nämlich das »Pflegesatz-System«: Die Kassen erstatteten der Klinik nicht die wirklich entstandenen Kosten, sondern überwiesen eine »Pflegesatzpauschale« pro Liegetag des Patienten im Krankenhaus. Bei Kassenpatienten liegt dieser Pflegesatz zwischen 370 und 500 Mark, je nach Klinik. Nur bei extrem teuren Behandlungen – etwa Transplantationen – zahlen die Krankenkassen ein sogenanntes Sonderentgelt, das jede Klinik allerdings mit den Kassen aushandeln muß.

Eine der Konsequenzen dieses Kostenerstattungssystems war, daß eine Klinik, die einen minimal invasiv operierten Patienten nach vier statt nach acht Tagen entließ, zwar einerseits ihre Kosten um 15% bis 25% verringerte, aber andererseits nur noch für vier Tage den Pflegesatz von den Kassen erstattet bekam – also ihre

Einnahmen halbierte. Auf diese Weise hat etwa die Marburger Klinik in der Anfangszeit pro laparoskopisch operiertem Patienten einen Verlust von etwa 1000 Mark gemacht: Die kostensparende Operation war so für das Krankenhaus sehr teuer. Das erklärt zum Teil auch den anfänglichen Widerstand der Krankenhausverwaltungen gegen die minimal invasive Chirurgie. Viele Kliniken haben sich dann aber schnell mit den Krankenkassenverbänden auf Sonderentgeltvereinbarungen geeinigt, die den Verlust ausglichen.

Zum 1. Januar 1996 ist das deutsche Vergütungssystem ohnehin umgestellt worden: Die Kliniken erhalten für die meisten Operationen eine festgelegte Fallpauschale oder ein Sonderentgelt, gleichgültig wie lange der Patient in der Klinik bleibt. Damit hofft man im Bundesgesundheitsministerium die weit verbreitete Praxis zu beenden, daß Patienten aus rein wirtschaftlichen Gründen über das medizinisch notwendige Maß hinaus in der Klinik bleiben. Das »alte Geld-Verschleuderungs-System«, wie es Manfred Zipperer, einer der Köpfe der »Seehoferschen Gesundheitsreform« im Bundesgesundheitsministerium nennt, war mit dafür verantwortlich, daß hierzulande die Liegezeiten generell länger waren als etwa in den USA, wo die (privaten) Kassen pro Patient generell einen Pauschalbetrag zahlen – sofern die Patienten überhaupt versichert sind. Auch nach minimal invasiven Eingriffen sind die Patienten deutscher Ärzte bisher etwa doppelt solange in der Klinik geblieben wie amerikanische Leidensgenossen. Abzuwarten bleibt, ob und wie schnell sich das mit der neuen Krankenhausvergütung ändert.

Die volkswirtschaftliche Rechnung

Aus volkswirtschaftlicher Sicht gelten die Verkürzung der Liegezeit, aber vor allem auch die frühere Arbeitsfähigkeit der Patienten als die bedeutendsten Einsparmöglichkeiten der minimal invasiven Chirurgie. Die Prognos AG hat versucht, die Kostenersparnis durch Verkürzung der Liegezeit zu erfassen.

Bezogen auf die vier häufigsten allgemeinchirurgischen Operationen (Tabelle 3) könnte die durch die endoskopische Chirurgie mögliche Liegezeitverkürzung nach diesen Berechnungen zu einem Abbau von bis zu 8.000 der 650.000 deutschen Krankenhausbetten beitragen. Legt man einen Pflegesatz von 400 Mark pro Tag und eine 80-%ige Auslastung der Betten zugrunde, würde das eine Kostenersparnis von über 900 Millionen Mark pro Jahr ermöglichen. In den USA gehen Schätzungen davon aus, daß alleine durch die laparoskopische Gallenblasenoperation volkswirtschaftliche Kosten in Höhe von einer Milliarde Dollar gespart werden könnten.

Die geringere körperliche Belastung der Patienten hat auch zur Folge, daß sie – falls berufstätig – weniger lange krank geschrieben sind. Auch das erspart sowohl den Arbeitgebern als auch dem Gesundheitssystem Ausgaben. Bei der laparoskopischen Gallenblasenoperation etwa sinkt die Dauer der Arbeitsunfähigkeit von durchschnittlich 21 auf 14 Tage. An der Marburger Uniklinik hat man unter Berücksichtigung der Zusammensetzung der Patientenschaft aus Studenten, Hausfrauen, Arbeitslosen und Berufstätigen einen volkswirtschaftlichen Gewinn von 800 Mark pro laparoskopischer Gallenblasenoperation im Vergleich zur offenen Technik errechnet.

Tabelle 3. Die vier häufigsten allgemeinchirurgischen Operationen in Deutschland. Zusammen machen sie etwa 70% der allgemeinchirurgischen Eingriffe aus.*

Verfahren	ca. Fallzahl in D pro Jahr	Liegezeit offen	Liegezeit lap.
Cholezystektomie	76.000	12	4
Hernienoperation	125.000	6	3
Appendektomie	90.000	6	3
Colonchirurgie	60.000	20	8

* Quelle: Prognos AG

Aber: Ausweitung der Indikationen

Ob solche potentiellen volkswirtschaftlichen Einspareffekte der endoskopischen Chirurgie tatsächlich in vollem Umfang realisiert werden können, ist jedoch fraglich. »Zuviel des Guten?« fragte etwa die Zeitschrift der Amerikanischen Medizinischen Gesellschaft im September 1993 ihre Leser. Gesundheitsökonomen hatten beispielhaft an einer Region in Pennsylvania nachgewiesen, daß die Zahl der Gallenblasenoperationen nach Einführung der laparoskopischen Variante um 60% zugenommen hatte. Andere Autoren haben in Connecticut einen Anstieg um 30% festgestellt.

Auch in Deutschland hat der Chirurg Jörg Rüdiger Siewert von der Technischen Universität München eine Zunahme der Gallenblasenoperationen nach Einführung der laparoskopischen Variante um 30% beobachtet. Ähnliches ist geschehen, als sich die Arthroskopie als Standardmethode zur Knieuntersuchung durchgesetzt hat: Seitdem haben Eingriffe am Kniegelenk um 300%

zugenommen, obwohl die Zahl der Kranken gleich geblieben ist.

Die Zunahme der Gallenblasenoperationen hat zwei Gründe: Zum einen wurde in der Anfangszeit eine »Warteschlange« von Patienten abgebaut, die zwar eine Operation nötig hatten, sich aber der herkömmlichen Operation entweder aus Angst vor der Belastung oder aus Zeitmangel nicht unterziehen wollten. Während dieser Anstieg der Patientenzahlen mit der Zeit wieder abflaut, sorgt ein zweiter Trend, den Mediziner »Ausweitung der Indikationen« nennen, jedoch dafür, daß die Operationszahlen nicht wieder auf den alten Stand zurückfallen. Da die Operation weniger belastend ist, sinkt bei Ärzten (und Patienten) die Hemmschwelle: Sie schlagen Patienten mit weniger starken Symptomen eine Operation vor, denen sie früher Abwarten oder andere Behandlungsmethoden nahegelegt haben.

In den USA, schildert Siewert, hätten die profitausgerichteten Privatkliniken als Zielgruppe jüngere und symptomfreie, aber gut versicherte Geschäftsleute entdeckt, die sich, ohne akute Gallenblasenbeschwerden zu haben, »zur Vorbeugung« einer Operation unterziehen.

Fachleute des Bundesgesundheitsministeriums befürchten solche Entwicklungen auch in Deutschland. Verstärkt wird das durch die Zunahme ambulant operierender Ärzte: Zur Finanzierung ihrer Praxisausstattung sind sie – wie jeder Unternehmer – geradezu auf eine gute Auslastung angewiesen. Da ist zu befürchten, daß Ärzte ihren Patienten auch aus wirtschaftlichen Gründen Operationen vorschlagen, die medizinisch eigentlich nicht oder noch nicht nötig sind. Im Bundesgesundheitsministerium ist man sich dieser Gefahr bewußt. »Wir beobachten mit Sorge«, sagt Manfred Zipperer, »daß das wachsende Angebot ambulanter Operationen seinen eigenen Bedarf geschaffen hat.«

Die Gallenblase sorgt für praktisch unbegrenzte Kundschaft: Jeder fünfte Deutsche sammelt im Laufe seines Lebens Steine in der Gallenblase an. Von älteren Frauen jenseits der 45 ist fast jede zweite betroffen. Allerdings machen nur 20% der Steine jemals solche Beschwerden, daß operiert werden muß.

Während sich die offene Chirurgie selbst begrenzt hat, sind heute sogar Patienten mit Gallensteinen, die noch keine Symptome verursachen, bereit, sich »präventiv« einem Eingriff zu unterziehen. Die minimal invasive Chirurgie ist durch Pressebericht mittlerweile so populär geworden, daß manche Patienten, wie Ärzte berichten, kaum mehr von einer Operation abzubringen sind.

Diese Ausweitung der Indikationen frißt einen Teil des Sparpotentials der Methoden auf. Anders ausgedrückt: Die theoretisch in den Krankenhäusern freiwerdenden Betten bleiben nicht leer, sondern der Patientendurchsatz erhöht sich.

12 Hinter den Kulissen

Der Frauenarzt Kurt Semm, Jahrgang 1927, ist das, was man heute anerkennend einen »Pionier der minimal invasiven Chirurgie« nennt. Als der Gynäkologe, Chef der Kieler Uni-Frauenklinik, allerdings 1981 der ersten Patientin den üblichen Bauchschnitt ersparte und ihren entzündeten Blinddarm per Bauchspiegelung entfernte, bedachten ihn einige Kollegen noch mit ganz anderen Titeln. »Scharlatan« war der eifersüchtige Vorwurf der Chirurgen, als sie Semm 1982 wegen seiner laparoskopischen Blinddarmoperation sogar ein Standesverfahren »wegen unethischer Operationsmethoden« anhängten. Während Semms Mut zum Neuen seinen Patientinnen Schmerzen und große Narben ersparte, stieß seine Operationsmethode bei Chirurgen – und in deren »Revier« fiel ja bis dahin die Blinddarmoperation – auf massive Ablehnung. Ähnlich erging es dem Chirurgen Raimund Wittmoser, der bereits in den 50er Jahren den Grundstein für endoskopische Operationen in der Brusthöhle (Thorax) legte.

Die Pionierleistung der endoskopischen Mikrochirurgie im Enddarm (Rektum) vollbrachte von 1980 bis 1983 Gerhard Bueß.

1986 hat dann Friedrich Götz, heute am Kreiskrankenhaus Grevenbroich, die Methode der laparoskopischen Blinddarmentfernung von Semm übernommen und abgewandelt. Bis 1989 erging es Götz kaum besser als seinem Lehrer: Auch er wurde, wenn er seine Methode auf Kongressen vorstellte, förmlich in der Luft zerrissen. Vor allem ältere Kollegen konnten sich mit der »minimal invasiven« Methode nicht anfreunden. Kein Wunder: Für sie bedeutete der Umstieg auf die laparoskopischen Instrumente eine gewaltige Arbeitserschwernis. Den einfachen und in Jahrzehnten vieltausendfach erprobten Schnitt sollten sie für etwas aufgeben, was viele als unsicheres Gestocher mit merkwürdigen Instrumenten empfanden? Daß die neue Methode Besserungen für die Patienten bedeuten konnte – kosmetische Vorteile, aber vor allem geringere Schmerzen und schnellere Genesung – wurde bezweifelt. Die breite Masse der Chirurgen in Deutschland und anderen europäischen Ländern stand der minimal invasiven Chirurgie schlicht ablehnend oder zumindest gleichgültig gegenüber. Und falls ein Chirurg Interesse an den neuen Methoden zeigte, gelang es ihm nur selten, den Verwaltungschef seiner Klinik davon zu überzeugen, die teure laparoskopische Ausrüstung anzuschaffen.

Das änderte sich schlagartig 1989. Hatte bis dahin vielleicht ein gutes Dutzend Kliniken in Deutschland laparoskopisch operiert, so ergab eine Umfrage des Berufsverbandes der Deutschen Chirurgen, daß Ende '91 bereits 40% der 2500 deutschen chirurgischen Kliniken eine laparoskopische Ausrüstung gekauft oder zumindest bestellt hatten.

Die Revolution hatte von unten begonnen. Die Patienten hatten die neue sanfte Operationsmethode entdeckt. Angestoßen von einer ebenso geschickten wie forcierten Öffentlichkeitsarbeit der Medizingeräteindustrie, die eine Vielzahl von Pressekonferenzen veranstaltete und Informationsmaterial an die Medien verschickte, waren Presse, Funk und Fernsehen auf die neue, patientenfreundliche Operationsmethode »ohne den großen

Bauchschnitt« aufmerksam geworden. Vor allem die endoskopische Gallenblasenoperation wurde durch viele Medienberichte zum Aushängeschild der minimal invasiven Chirurgie. Die Berichte, von der Öffentlichkeit aufmerksam verfolgt, waren durchweg positiv bis begeistert.

Die Patienten reagierten prompt. Die wenigen laparoskopisch operierenden Kliniken erlebten einen wahren Operationstourismus. Aus ganz Deutschland reisten Patienten an, um sich die Gallenblase oder den Blinddarm mit der neuen Methode entfernen zu lassen. In den Nachbarkliniken hatte das zur Folge, daß die Belegungszahlen deutlich zurückgingen. Jetzt erst, als die eigenen Patienten ausblieben, begann die Masse der Chirurgen die »Knopfloch-Chirurgie« ernstzunehmen. Auf die Phase der Ablehnung folgte, wie Karl Hempel, Präsident des Berufsverbandes der Deutschen Chirurgen feststellte, »ein Steppenbrand«.

Freilich hatten nicht medizinische Überlegungen den plötzlichen Sinneswandel der Chirurgen und Krankenhausverwaltungen bewirkt, sondern ökonomische. Nicht das Wohl der Patienten, sondern das eigene zwang die Kliniken zum Kauf der Geräte.

Die Industrie

Für die Medizingeräteindustrie, die die für die laparoskopische Technik nötige Ausrüstung und Instrumente herstellte, hatte sich die intensive Entwicklungsarbeit ausgezahlt. Ihr war der Einstieg in den größten Bereich des Operationsmarktes gelungen. Operationen an Gallenblasen, Blinddärmen und Leistenbrüchen sorgen für etwa 70% der Auslastung eines Allgemeinchirurgen.

Der Umstieg von Skalpell, Nadel und Faden auf die Laparoskopie bescherte der Geräteindustrie beispiellose

Umsatzsteigerungen. In einem einzigen Jahr, von 1990 auf 1991, schnellte der Inlandsumsatz der »elektromedizinischen Industrie« um knapp 30% auf 2,7 Milliarden Mark. Bei Olympus Optical, wo man Spezialvideokameras und Endoskope herstellt, jubelte man 91/92 mit einer Umsatzsteigerung von knapp 70% gar über »das erfolgreichste Geschäftsjahr der Firmengeschichte«. Leon Hirsch, Chef der Firma U.S. Surgical Corporation, die 1987 einen Einwegtrokar und eine Clipzange für die laparoskopische Gallenblasenoperation auf den Markt gebracht hatte, erlebte mit dem Verkauf der beiden Instrumente, »was unzweifelhaft die dramatischste Marktexplosion der medizinischen Geschichte war.«

Zwar hat die Industrie an der rasanten Einführung der minimal invasiven Chirurgie, stellt Hans Troidl, Direktor der Chirurgie in Köln-Merheim fest, »ein irres Geld verdient«, doch für die Chirurgen sieht die Bilanz nicht nur positiv aus. »Die sozioökonomische Intrige um die Einführung der laparoskopischen Chirurgie«, bedauert Frederick Greene, der Präsident der Gesellschaft amerikanischer Gastrointestinaler Endoskopischer Chirurgen (SAGES), »hatte weltweit tiefe und unliebsame Konsequenzen für die Allgemeinchirurgen: Das Patienten-Arzt-Verhältnis, das Vergütungswesen, die chirurgische Ausbildung und die Art, wie jeder von uns heute praktiziert, haben darunter gelitten.«

Wissenschaftliche Studien: Mangelware

Eigentlich weiß heute niemand so genau, wie gut einzelne Varianten der minimal invasiven Chirurgie wirklich sind. Dabei legen Chirurgen gewöhnlich viel Wert darauf, daß ihre Operationsmethoden in wissenschaftlichen Vergleichen zeigen, was sie taugen. Zu diesem Zweck werden sogenannte klinische Studien durchgeführt: An einigen wenigen qualifizierten Zentren werden die Patienten zufällig in zwei Gruppen eingeteilt, alle relevanten Eigenschaften aufgezeichnet und dann auf die eine oder andere Weise operiert. Danach wird nicht nur der Erfolg der Operation beurteilt, sondern auch, wie stark die Schmerzen der Patienten ausfallen, wie schnell sie gesunden, wie häufig es Komplikationen gibt und viele weitere Details. Auf diese Weise gelangen die Chirurgen zu einem verläßlichen Vergleich zweier Operationsmethoden, auf dessen Grundlage sie entscheiden können, welche Methode für welche Patienten die bessere ist. Bei der minimal invasiven Chirurgie hat sich »zum ersten Mal eine Methode ohne wissenschaftlich strenge Kontrolle so schnell etabliert«, bedauert Hempel.

Daß objektive Studien zur laparoskopischen Gallenblasen- oder Blinddarmoperation erst stattfanden, als längst auf breiter Front so operiert wurde, liegt allerdings auch an den Patienten. Die Kliniken, die laparoskopisch operierten, haben, selbst wenn sie wollten, keine »Kontrollgruppe« zusammenbekommen, die sich freiwillig herkömmlich operieren lassen wollte. »Die Patienten«, so schildert ein Chirurg, »sind ja gerade zu uns gekommen, weil sie laparoskopisch operiert werden wollten.«

Erst nachdem weltweit Zehntausende von Patienten bereits an der Galle oder am Blinddarm operiert worden waren, erschienen die ersten objektiven Vergleiche mit den herkömmlichen offenen Verfahren. Was die Gallenoperation angeht, so zeigen diese Studien glücklicherweise, daß die minimal invasive Variante hält, was sie verspricht – vorausgesetzt, der Chirurg hat seine »Lernphase« hinter sich.

Zurückhaltung beim Blinddarm...

Bei Blinddarmoperationen setzte 1992, nachdem schon in vielen Kliniken in Deutschland der Blinddarm laparoskopisch operiert wurde, eine Diskussion um die Operationsmethode ein. So hatte man beispielsweise am Evangelischen Krankenhaus in Gelsenkirchen die laparoskopische Blinddarmoperation nach etwa 100 Eingriffen wieder abgesetzt. Bei einer Auswertung der Akten von laparoskopisch operierten Patienten hatte man festgestellt, daß Entzündungen im Bauchraum nach dem Eingriff häufiger auftraten als bei herkömmlich operierten.

»Zwischen den Zeilen«, so faßte damals Axel Probst, Assistent an der Gelsenkirchener Klinik, zusammen, »könne man hören, daß auch andere Probleme mit Entzündungen haben. Nur: Es veröffentlicht keiner«. Dabei sei vor allem bei Frauen mit Entzündungen im Bauchraum wegen drohender Unfruchtbarkeit nicht zu spaßen. Daß dennoch nur wenige Kliniken die Methode so lange absetzten, bis die auftauchenden Probleme geklärt waren, hatte vor allem wirtschaftliche Gründe: Die minimal invasive Chirurgie sei, so Probst, ein »Zugpferd für die Klinik«.

Ausgelöst durch solche schlechten Erfahrungen wurde die kritisierte endoskopische Methode der Blinddarmentfernung mittlerweile in einem entscheidenden Punkt abgewandelt, so daß sie nach der Erfahrung der Chirurgen heute weniger Entzündungen nach sich zieht. Studien bestätigen mittlerweile, daß die laparoskopische Blinddarmoperation in den Händen erfahrener Chirurgen schonender und nicht komplikationsträchtiger sein kann als die herkömmliche Variante. Allerdings sind die Vorteile gegenüber der offenen Operation nicht so deutlich wie bei der Gallenblasenoperation.

... Streit bei der Leiste

Was den Wert der laparoskopischen Leistenoperation angeht, ist die Ärzteschaft tief gespalten. Der Leistenbruch ist mit etwa 120.000 Fällen pro Jahr die häufigste Operation in der Allgemeinchirurgie. Dabei wurde die herkömmliche Operationstechnik über Jahrzehnte hinweg immer wieder verbessert – sprich: minimiert. Auch die moderne »offene« Technik – ist so schonend, daß in den USA bereits die meisten Operationen ambulant und nur unter örtlicher Betäubung durchgeführt werden. Dort dürfen die Patienten – im Gegensatz zu den meisten deutschen Kliniken – direkt nach der Operation aufstehen. Die durchschnittliche Arbeitsunfähigkeit nach einer »offenen« Leistenbruchoperation beträgt in den USA zwischen einem und zehn Tagen, in Deutschland aber sechs Wochen. Zumindest unter den Bedingungen des amerikanischen Gesundheitssystems – das sich allerdings sowohl in der Finanzierung als auch im Anspruchsdenken der Patienten vom deutschen stark unterscheidet – ist also schon die herkömmliche Methode »minimal«. Die laparoskopische Variante bringt hier nur begrenzte Vorteile.

Und sie ist nicht ohne Nachteile: So geschieht die »minimal invasive« Leistenbruchoperation unter einer den Patienten wesentlich stärker belastende Vollnarkose. Kritisch gesehen wird neben der geänderten Vorgehensweise aber vor allem, daß den Patienten ein handtellergroßes Kunststoffnetz eingesetzt wird, um die Bruchstelle von innen zu unterstützen. Dieses Netz bleibt ein Leben lang im Körper, ohne daß man die Langzeitverträglichkeit kennt.

Trotz des derzeit noch umstrittenen Nutzens der laparoskopischen Leistenbruchoperation ist der Druck der Industrie, beobachtet der amerikanische Leistenspezialist Ira Rutkow, »nirgendwo stärker, als in dem Versuch, die Laparoskopie auch in die Leistenbruchoperation hineinzudrängen. Durch PR-Arbeit und massive Anzeigenkampagnen versuchen die Unternehmen, Chirurgen und Öffentlichkeit von der Notwendigkeit der laparoskopischen Leistenoperation zu überzeugen«.

Daß sie dabei weder Geld noch Mühen scheuen, ist auf den medizinischen Kongressen zu sehen. Meterhohe Videoprojektionen und die Möglichkeit, die Instrumente an Simulatoren auszuprobieren, locken die technikbegisterten Chirurgen in Scharen an, die so der chirurgischen Zukunft begegnen können – zumindest der, wie sie sich die Instrumentenproduzenten vorstellen. »Was die Hersteller allerdings unterschlagen«, warnt Rutkow, »ist, daß sie durch die voreilige Propagierung des Masseneinsatzes der fragwürdigen laparoskopischen Leistenbruchoperation zwar ihren Profit steigern, aber daß das durchaus auf Kosten von Sicherheit und Wohl der Patienten gehen kann.«

Der Streit um die Einweginstrumente

Vor allem die Firmen, die Einweginstrumente herstellen, betreiben eine intensive Werbe- und Öffentlichkeitsarbeit für minimal invasive Operationsmethoden. Schließlich geht es bei Gallenblasen-, Blinddarm- und Leistenbruchoperationen um eines der größten »Marktsegmente« des Operationssektors, und für jede dieser Operationen bieten sie Einweg-Trokare und Trokarhülsen sowie Heft- und Klammerapparate an. Die Instrumente haben in der Tat einige Vorteile, ihr Haken ist jedoch der Preis: Je nach Gerät und Operation schlagen sie sich mit 300 bis 1100 Mark auf der Rechnung nieder.

Meist werden sie nur wenige Sekunden für einen einzigen Handgriff benutzt und landen dann auf dem Müll.

Die Frage, ob die Instrumente im Vergleich zu wiederverwendbaren Alternativen ihr Geld wert sind, gehört deshalb zu den meistdiskutierten Themen des Feldes. Mehrweginstrumente sind zwar in der Anschaffung zehn bis zwanzigfach teurer als die Einwegalternativen, können dann jedoch für mehrere hundert Eingriffe verwendet werden. Das setzt allerdings eine ständige Reinigung, Sterilisation und Wartung voraus, die ebenfalls Kosten verursacht.

Tatsächlich gibt es einige Analysen, die unter Berücksichtigung dieser Folgekosten die Einmalinstumente sogar als die kostengünstigere Variante bezeichnen. Dabei wird vor allem ein Argument für die Einweginstrumente ins Feld geführt: Ihre Verwendung reduziere die Infektionsgefahr, die bei eventuell nicht ordentlich sterilisierten Mehrweginstrumenten nicht auszuschließen sei. Da eine einzige Wundinfektion die Behandlungskosten um durchschnittlich 4500 Mark erhöhe, mache sich der Einsatz der auf den ersten Blick zwar teuren, aber dafür sichereren Einweginstrumente unter dem Strich bezahlt.

Hans Troidl, Chef der Chirurgie in der Klinik Köln-Merheim, hält dieses Argument schlicht für eine »billige Werbekampagne«. Eine Vergleichsrechnung an seiner Klinik habe ergeben, daß in den vergangenen Jahren, obwohl ausschließlich sterilisierbare, wiederverwendbare Instrumente verwendet worden seien, die Infektionsrate keineswegs höher läge als in anderen Kliniken. Die Operationskosten könnten durch den Verzicht auf Einweginstrumente je nach Eingriff allerdings um 400 bis 500 Mark gesenkt werden. Allein zwischen Oktober 1989 und Oktober 1994 hätten die Kölner Chirurgen ihrer Klinik so unnötige Kosten von über zwei Millionen Mark erspart.

Mängel in der Ausbildung

Zu den chirurgischen Grundprinzipien, die in der jüngsten Geschichte der minimal invasiven Chirurgie unter die Räder kamen, gehört auch die Ausbildung. Weil der Chirurg bei einem Eingriff mit dem Videoendoskop alles, was er tut, anhand eines zweidimensionalen, vergrößerten Fernsehbildes zu beurteilen hat, sind die Anforderungen an das räumliche Vorstellungsvermögen und das handwerkliche Geschick besonders hoch. Zudem müssen drei Chirurgen perfekt zusammenarbeiten: Einer ist Kameramann, einer hält das Organ in der richtigen Position, so daß der dritte die eigentliche Operation durchführen kann.

All das benötigt eine sorgfältige Einarbeitung. Es ist, »wie wenn die Lufthansa jemanden auf eine andere Maschine umschult; selbst erfahrene Piloten müssen in den Simulator«, vergleicht es Klaus Manncke, Oberarzt an der Tübinger Universitätsklinik: »Vor allem die Anfangsphase ist komplikationsträchtiger.« Jeder Chirurg macht seine Lernphase durch, die sich nicht ganz vermeiden, aber immerhin verkürzen läßt.

Normalerweise geschieht das in einem stufenweisen Prozeß während der Facharztausbildung zum Chirurgen: Zuerst beschränkt sich der angehende Chirurg aufs Zusehen und auf Handreichungen, dann übernimmt er einfache unkritische Operationspassagen – etwa die Naht – , bis er schließlich unter Aufsicht eines erfahrenen Operateurs seinen ersten Eingriff durchführt. Dieser langwierige Prozeß schied bei der schnellen Einführung der minimal invasiven Chirurgie aus: Plötzlich wollten viele unerfahrene Chirurgen die Techniken von den wenigen lernen, die sie beherrschen.

Die Handvoll Chirurgenteams, die schon seit Jahren Erfahrungen mit der Laparoskopie hatten, konnten sich vor Zaungästen kaum noch retten. Friedrich Götz, der die Technik der laparoskopischen Blinddarmoperation ausgearbeitet hatte, klagte: »Die Kollegen kamen in Scharen«.

Dennoch hat er viele Chirurgen, die den Blinddarm »nach Götz« operieren, nie in seiner Klinik gesehen. Insider wissen: Einige haben »sich drei Videobänder angeschaut und dann angefangen.« Die New York Times berichtete, daß »einige Chirurgen mit den Operationen begannen, nachdem sie in einem Wochenendkurs an einem Schwein geübt hatten.« Diese Chirurgen wußten, daß sie bei Problemen einfach auf die herkömmliche Technik »umsteigen« würden: Wenn die Patienten dann aus der Narkose erwachten, hatten sie doch den üblichen Bauchschnitt.

Angesichts dieser Erfahrungen fordern gerade geübte Endoskopiker jetzt einen strikten Ausbildungs- und Prüfungszwang für Chirurgen, die eine neue Operationsmethode ausüben wollen. Mittlerweile hat sich ein Kurssystem etabliert: In Deutschland haben einige Universitäten weitgehend unabhängige Trainingszentren eingerichtet, an denen regelmäßig mehrtägige Ausbildungsgänge stattfinden. Aber auch Industrieunternehmen wie etwa die Firma »Ethicon Endo-Surgery«, der Marktführer bei Einweginstrumenten, haben aufwendig ausgestattete Ausbildungsstätten gebaut, in denen jährlich tausende von Chirurgen an Phantomen und Tieren in den modernen Operationstechniken unterwiesen wurden – verwendet werden natürlich Ethicon-Instrumente. Die Ausbilder sind jedoch keine Firmenangestellten, sondern erfahrene und selbst praktizierende Chirurgen. Dennoch plädieren viele Chirurgen für eine firmenunabhängige Ausbildung durch neutrale Einrichtungen.

Kommerzialisierung der Medizin

Das Bild der Chirurgen hat sich im Zuge der Einführung der minimal invasiven Chirurgie verändert. Die Herausgeber der Fachzeitschrift »Der Chirurg« beklagen gar einen Verlust an »chirurgischer Kultur«. Die Lust zum Experimentieren nehme zu: «Vieles«, so schreiben sie, »was in der offenen Chirurgie seit Jahren verpönt war, scheint nun wieder erlaubt – wenn man es nur minimal invasiv angeht«.

Tatsächlich ist die endoskopische Chirurgie in gewissem Sinne zu einer Mode geworden. »Viele angestellte Chirurgen in zahlreichen Kliniken«, schildert die Ärzte-Zeitung, »erzählen hinter vorgehaltener Hand, wie die Chefs auf Galle komm raus endoskopisch operierten, nur damit sie auf Kongressen mit einer imposanten Zahl minimal invasiver Cholezystektomien brillieren könnten. Wie viele von den so operierten Patienten erneut auf dem Operationstisch landen aufgrund von Komplikationen und Verletzungen, die bei normal durchgeführten Eingriffen nicht passiert wären, darüber schweigen die Halbgötter in Weiß.«

Geändert hat sich auch das Rollenverständnis der Ärzte. Noch verstärkt durch die Kostendiskussion im Gesundheitswesen entwickelt sich der Chirurg immer mehr vom Helfer des Patienten hin zu einem Medizinmanager. In den USA, wo dieser Trend allerdings viel stärker als in Europa ist, reden Chirurgen bei zurückgehenden Patientenzahlen bereits von einem »Verlust an Marktanteilen«, die Patienten werden »Kunden« oder »Verbraucher« genannt, Ärzte sind »Gesundheitsdienstanbieter«, und das Selbstverständliche, die Behandlung der Patienten, ist »erstklassiger Service«.

Der Streit um den Kuchen

Die minimal invasive Chirurgie wird auch zu einer Umstrukturierung des Ärztesystems führen. Die auf Organgrenzen und Zugangsmöglichkeiten beruhenden Abgrenzungen etwa zwischen Chirurgen, Gynäkologen, Urologen, Internisten und Radiologen werden neu gezogen werden müssen. War der Chirurg bisher, so vergleicht es John Wickham, »Dirigent eines Orchesters, so wird er nun herabdegradiert zu einem Mitglied in einem völlig kooperierenden Team.«

So war es bisher üblich, daß ein Internist zwar die Diagnose stellt, den Patienten dann aber zum Radiologen überweist, der die Diagnose ergänzen oder verfeinern sollte. Geheilt hat den Patienten dann der Chirurg. »Schon heute aber«, beschreibt der niederländische Analytiker H. David Banta, »kann ein Endoskopiker, der oft ein Internist ist, sich viele Schäden im Körper zur Stellung der Diagnose bereits unmittelbar anschauen. Zunehmend wird die Behandlung gleich an Ort und Stelle durchgeführt. Schon jetzt ist zwischen Allgemeinchirurgen einerseits und Magen-Darm-Spezialisten andererseits oder auch zwischen Herzchirurgen und Internisten ein ernsthafter Konflikt darüber entstanden, wer die Kontrolle über neue Technologien erhält.«

Verschärft wird dieser handfeste Streit um Kompetenzen noch dadurch, daß immer mehr ambulant operierende Praxisärzte in Konkurrenz zu den Krankenhäusern und deren medizinischem Personal treten.

»Für die Gesellschaft und die Patienten ist dieser Trend im allgemeinen gut«, ergänzt Banta. »Institutionen werden ihn allerdings zersetzend finden. Der Umsatz von Kliniken und der Verdienst einiger Ärzte wird sinken. Viele Klinikbetten werden überflüssig, und einige Krankenhäuser werden ganz schließen müssen. Und in den verbleibenden Krankenhäusern wird die Verkürzung der Liegezeit und die Zunahme ambulanter Operationen große organisatorische Umwälzungen nötig machen.«

13 In Zukunft

»Neu«! Das kleine Wort, das im Supermarkt den Blick der Kundinnen und Kunden auf Shampooflaschen und Fertiggerichte lenkt, ist auch in den Werbeanzeigen der Medizingeräteindustrie ein gerne verwendeter Begriff. Meist sind die »Neuerungen« mit denen die Branche in den Reklameseiten der einschlägigen Fachzeitschriften wirbt, allerdings keine einschneidenden Verbesserungen: Mal gelingt es einem Hersteller, die Bildqualität seiner Endoskope um ein paar Prozent zu verbessern, mal wird jenes Instrument leichter bedienbar oder eines der elektronischen Geräte vielseitiger einsetzbar. Aber immerhin: In kleinen Schritten zieht so fast wöchentlich ein Stückchen Zukunft in die Operationssäle ein.

Gleichzeitig ist die minimal invasive Chirurgie jedoch auf dem Weg, völlig neuen Konzepten den Weg zu bahnen. Vieles davon, was weltweit derzeit in ersten Prototypen getestet wird, ist noch weit entfernt von Praxisreife, klar ist jedoch: Computer, heute schon vielfach unverzichtbare Helfer in der Medizin, werden bald zum wichtigsten Assistenten des Chirurgen. Computer werden den Ärzten bei der Bedienung immer kleiner werdender Instrumente helfen, sie werden Operationsroboter steuern und den Chirurgen während des Eingriffs mit jeder gewünschten Information über den Patienten versorgen.

Mikromanipulation

Der Trend zu geringerer Belastung des Patienten hat zur logischen Folge, daß die Operationsinstrumente immer weiter miniaturisiert werden. Da gibt es noch viel Spielraum. »Wir operieren die Patienten derzeit noch mit Instrumenten«, vergleicht es der Londoner Urologe John Wickham, »die neben der heute schon etwa in der Luftfahrtindustrie verwendeten Mikrotechnik wirken wie der Fuhrpark eines Bauern.« Die Konsequenz der fortschreitenden Miniaturisierung wird aber nicht nur sein, daß bisher schon mögliche Operationen durch schonendere Varianten abgelöst werden. Mit kleineren Instrumenten werden viele Operationen erst möglich. Vor allem Neurochirurgen, die vor vielen Eingriffen an Gehirn und Rückenmark bislang zurückschrecken mußten, weil sie mehr zerstört als verbessert hätten, legen große Hoffnungen in solche Instrumente.

Schon heute sind die dünnsten Endoskope nur knapp zwei Millimeter dick und enthalten dennoch einen Arbeitskanal, durch den Instrumente vorgeschoben werden können. Bei diesen kleinen Dimensionen stoßen herkömmliche feinmechanische Fertigungsverfahren an die Grenze ihrer Möglichkeiten. Doch mit denselben Prinzipien, die zur Herstellung von Computerchips genutzt werden, lassen sich beispielsweise auch Elektromotoren herstellen, die kleiner als ein Millimeter sind. Damit könnten winzige Bohrer, Scheren oder Pinzetten angetrieben werden. Vor allem aber Laser, deren Licht sich über fast haarfeine Glasfasern im Prinzip ohne große Verletzung an jede Stelle des Körpers heranleiten läßt, passen in das Konzept einer immer feiner werdenden minimal invasiven Chirurgie.

Die photodynamische Therapie

Eines der zukünftigen »lasergestützten« Verfahren könnte die sogenannte photodynamische Therapie werden, die auch an einigen deutschen Zentren bereits experimentell beispielsweise zur Zerstörung kleiner Tumoren des Magen-Darm-Traktes und der Blase angewandt wird. Auch die photodynamische Therapie ist eine minimal invasive Methode: Die Tumoren werden nicht im Rahmen eines großen chirurgischen Eingriff entfernt, sondern schonend mit einer dünnen, endoskopisch eingeführten Lasersonde bestrahlt. Das Prinzip: Der Patient bekommt vor dem Eingriff eine Injektion mit einem sogenannten Photosensibilisator. Dieser Farbstoff verteilt sich über den Körper, wird jedoch in den besonders gut durchbluteten Tumoren um das zwei- bis dreifache angereichert. Mittels einer endoskopischen Lasersonde wird der Tumor dann aus unmittelbarer Nähe bestrahlt. Das Licht dringt bis zu einer gewissen Tiefe in das Gewebe ein, aktiviert den Farbstoff und löst so eine Kette chemischer Reaktionen aus, die die farbstoffhaltigen Krebszellen töten. Dabei wird zwar auch gesundes Gewebe in der Umgebung der Tumors geschädigt, doch es wächst meist ohne Narbenbildung nach. Bislang befindet sich die photodynamische Therapie noch in einem experimentellen Stadium und ist nicht ganz ungefährlich, da es beim Einsatz an zu großen Tumoren zu inneren Blutungen kommen kann. Ihre Bedeutung wird von Weiterentwicklungen auf dem Gebiet der Photosensibilatoren und der Lasertechnik abhängen.

Roboter: Der dritte Arm

Mit zunehmender Miniaturisierung stoßen allerdings auch die Chirurgen an die Grenzen ihrer Präzision. Überall dort, wo für ein optimales Operationsergebnis eine höhere Genauigkeit nötig ist, als sie Menschen mit wechselnder Tagesform gewährleisten können, lohnt sich möglicherweise der Einsatz eines Operationsroboters.

Derzeit wird beispielsweise an mehreren Kliniken in den USA und in der Berufsgenossenschaftlichen Unfallklinik in Frankfurt ein Roboter getestet, der beim Einsetzen eines künstlichen Hüftgelenkes hilft. Während bei der Einpflanzung eines zementlosen Hüftgelenks die Chirurgen mit Hammer und einer Art Stecheisen per Hand einen Kanal in den Oberschenkelknochen meißeln müssen, macht das »Robodoc«, wie der durch verschiedene Sicherheitsvorkehrungen gezähmte Industrieroboter von der amerikanischen Firma »Integrated Surgical Systems« genannt wurde, mit der Präzision einer Drehbank. Ob die von Robodoc eingepaßten Gelenkprothesen aber tatsächlich auch haltbarer sind, wie sich die Entwickler des Systems erhoffen, läßt sich erst in 10 bis 15 Jahren sagen.

Weitere Robotersysteme werden derzeit zur Unterstützung der Prostataoperation getestet. Doch ihren festen Platz haben sie bereits in den Operationssälen vieler Neurochirurgen: Dabei handelt es sich um sogenannte Navigationssysteme – computergesteuerte Roboter, die den Ärzten bei Hirnoperationen dabei helfen, mit den Instrumenten in tiefere Regionen des Gehirns vorzustoßen, ohne dabei wichtige Areale zu verletzen.

Durch einen Computer- oder Magnetresonanztomographen wird das Gehirn des Patienten vor der Operation Schicht für Schicht »ausgemessen«: Mit Hilfe des Datenmaterials erzeugt ein Rechner ein dreidimensionales Modell des Gehirns. An diesem Modell können die

Neurochirurgen vor der Operation den besten Zugang etwa zu einem Tumor oder einem Blutgerinnsel planen und dem Roboter diesen Zugangsweg einprogrammieren. Der führt dann in der Operation die Instrumente auf dem vorberechneten Weg ein.

Bislang zielt allerdings keiner der im Operationssaal eingesetzten Roboter darauf ab, den Chirurgen völlig abzulösen. Ein Operationsroboter mit der Flexibilität und Intelligenz, die nötig ist, um auf jede mögliche Abweichung in der Anatomie der Patienten und auf Unvorhersehbarkeiten während der Operation richtig reagieren zu können, müßte denn auch so menschenähnlich sein, daß er sich vermutlich schon durch die Bezeichnung »Maschine« diskrimiert fühlen würde. Roboter werden nur Spezialaufgaben wahrnehmen können.

Einige Forschergruppen arbeiten bereits an der Entwicklung »mobiler« Roboter – kleiner Fahrzeuge also, die sich per Kabel oder über Funk gesteuert durch den Körper eines Patienten bewegen. Sie könnten zu den Nachfolgern der Endoskope werden. Ferngesteuert sollen solche fliegen- bis käfergroßen Geräte einmal durch den Darm oder die Blutgefäße fahren und dabei mit Miniaturkameras Bilder übertragen oder Gewebeproben nehmen.

▞ Die Telechirurgie

Vom Prinzip der »Fernsteuerung« ist die minimal invasive Chirurgie ohnehin nicht weit entfernt. Im Zuge der Videoendoskopie hat eine grundlegende Trennung von Patient und Arzt stattgefunden. Der Chirurg schaut ja, während er endoskopisch operiert, fast nur noch auf das elektronisch aufbereitete Videobild von Magen, Leber oder Darm und kaum noch auf seinen Patienten. Und

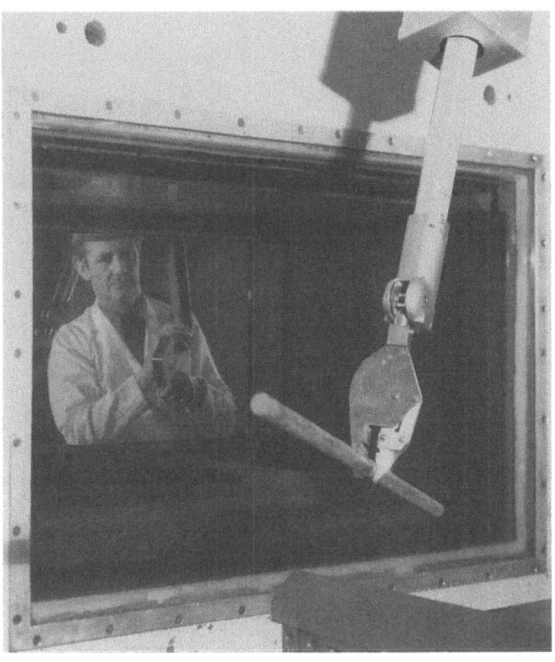

Abb. 31. Master-Slave-Manipulator zur Handhabung radioaktiver Materialien.

er berührt nicht mehr direkt die Organe, die er operiert, sondern nur noch den Handgriff des Werkzeugs, dessen kleine Greifzangen dann in knapp 30 Zentimeter Abstand etwa die Gallenblase packen.

Für die Vordenker der sogenannten Telechirurgie macht es da kaum noch einen Unterschied, ob der Chirurg neben dem Patienten steht oder im Raum nebenan. Diese Idee der »Fernmanipulation« ist in anderer Umgebung ja keineswegs neu. In der Nuklearindustrie etwa wird radioaktives Material schon seit langem aus der Ferne gehandhabt: Roboter vollziehen als sogenannte »Sklaven« gehorsam nach, was ein Mensch an den Hand-

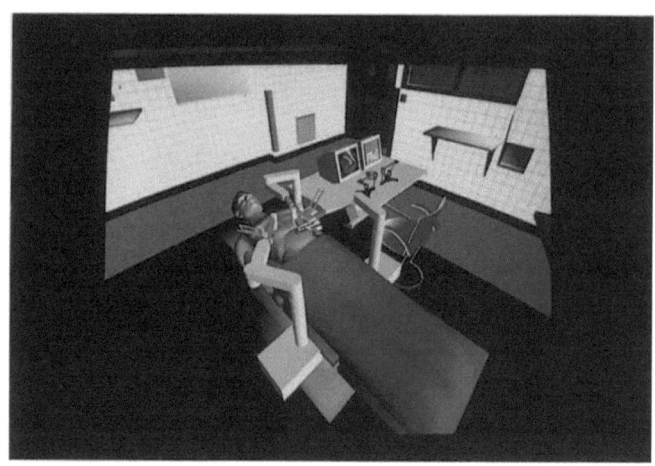

Abb. 32. Computersimulation eines Operationssaales der Zukunft. Der Chirurg sitzt an einem Platz neben dem Patienten und steuert von dort aus die Instrumente.

griffen des »Masters« in sicherem Abstand vormacht (Abb. 31). Für den Operationssaal vorgesehene Fernmanipulationssysteme, an deren Entwicklung man beispielsweise am Forschungszentrum Karlsruhe (in Zusammenarbeit mit Prof. Bueß / Tübingen) oder dem Fraunhofer-Institut für Produktionstechnik und Automatisierung in Stuttgart (Abb. 32) arbeitet, beruhen auf den Erfahrungen der Kerntechnik.

Richard Satava, Chirurg im Dienste der amerikanischen Armee, spekuliert sogar, daß mit Hilfe solcher Telechirurgiesysteme ein Herzspezialist »des 21. Jahrhunderts« in San Franzisko den Schnitt setzen könnte, während sein Patient »irgendwo in der 3. Welt« im Operationssaal liegt. Videokameras sollen, so seine Vorstellung, per Satellit die Bilder und Töne »live« aus dem Körper des Patienten in die USA übertragen. Dort simulieren Computer dem Chirurgen über Kontakte in den Handschuhen, über eine spezielle Videobrille und Kopfhörer eine perfekte Illusion der Organe. Was immer er an dem imaginären Patienten unternimmt, wird von Sensoren registriert, von einem Computer in Steuerbefehle umgewandelt und »in Echtzeit« zu dem Operationsroboter auf der anderen Seite der Erde übertragen, der die Aktionen des Chirurgen millimetergenau nachvollzieht.

Es ist kein Zufall, daß vor allem Militärs an solchen Operationssystemen interessiert sind. Sie würden es erlauben, verletzte Soldaten in von Hubschraubern abgesetzten Medizincontainern zu operieren, während der Chirurg in sicherer Entfernung vom Schlachtfeld sitzt. Ein im Auftrag der amerikanischen Streitkräfte entwickeltes Telechirurgiesystem hat erste Tests bereits bestanden – bislang jedoch nur an Tieren. Bei diesem, nach seinem Entwickler Philip Green vom Stanford Research Institute International benannten System, sitzt der Chirurg an einer Videokonsole. Vor ihm befindet sich ein Monitor, der ihm mit Hilfe einer Spezialbrille das dreidimensionale Bild aus dem Bauchraum des Patienten zeigt. Auch die Enden der Instrumente, deren Griffe er in den Händen hält, sieht er dort. Von der Anordnung erscheint das Ganze so, als würden die Instrumente in einem direkt vor ihm liegenden Körper stecken.

Eine Computerverbindung überträgt jede Bewegung der Handgriffe auf die Spitzen der Instrumente in zwei Meter oder auch 100 Kilometer Entfernung. Und in der umgekehrte Richtung sorgt der Rechner dafür, daß der Chirurg die Kräfte, die die Instrumentenspitzen erfahren, wenn sie schneiden oder auf die Oberfläche einen Organs treffen, über eine sogenannte Kraftrückopplung zu spüren bekommt. Auf diese Weise soll den Chirurgen etwas von dem Tastgefühl zurückgegeben werden, das sie im Zuge der minimal invasiven Chirurgie verloren haben.

Der scheinbare Patient

Der Computereinsatz soll den Chirurgen nicht nur mit der Einführung der endoskopischen Operationen verlorengegangene Fähigkeiten zurückzugeben, sondern auch noch völlig neue, gleichsam übermenschliche Kräfte verleihen. Vor allem die Idee der »virtuellen Realität« spielt derzeit eine große Rolle: Ein Monitorhelm – neudeutsch: »head mounted display« – ist das Markenzeichen der Technik. Wer in eine künstliche Welt hinabsteigen will, muß diesen Art Helm tragen, der Augen und Ohren von der realen Umgebung abschirmt. Über zwei kleine Monitore und Stereokopfhörer wird man mit von einem Computer erzeugten Bildern und Tönen versorgt. Meßfühler registrieren jede Kopfbewegung und verschieben dazu passend den Blickwinkel, so daß man sich in der imaginären Welt umschauen kann. Weil man dabei die Ränder der Monitore nicht sieht, ergibt sich der Eindruck als sei man in dieser Welt, und nicht als schaue man darauf. Satava: »Es ist wie bei Alice im Wunderland, wo sie in einen Kaninchenbau hineinklettern und eine eingebildete, aber interaktive, echt erscheinende Welt betreten, als wären sie wirklich darin.« – nur daß der Kaninchenbau der Chirurgen der Magen-Darm-Trakt, das Innenohr oder jedes beliebige andere Organ sein kann.

Für den Einsatz im Operationsaal ist die derzeitige Technik indes noch nicht weit genug. Im Operationssaal, wo Teamarbeit entscheidend ist, lehnen die Chirurgen bislang das Tragen solcher Helme, die sie ja von ihrer Umwelt isolieren, schlicht ab.

Dennoch wird derzeit viel Mühe darauf verwendet, den Computer einen möglichst realistischen Patienten erschaffen zu lassen. Solche simulierten Patienten könnten in der Ausbildung oder zum Training der Ärzte verwendet werden, ähnlich wie Piloten heute einen wesentlichen

Teil ihrer Ausbildung in einem Flugsimulator absolvieren. Da sich die anatomischen Verhältnisse beliebig variieren lassen, können Chirurgen auch mit sehr seltenen Anomalien bekanntgemacht werden, bevor zum ersten Mal ein solcher Patient vor ihnen liegt. Sinnvoll könnte der Einsatz solcher Simulatoren auch für erfahrene Chirurgen sein: Sie könnten besonders ungewöhnliche oder schwierige Operationen vor dem Ernstfall ausprobieren.

Allerdings sind die zur realistischen Simulation eines Eingriffs nötigen technischen Anforderungen sehr hoch: Denn es muß nicht nur das Auge durch Grafik getäuscht werden, sondern vor allem der Tastsinn und die Feinmotorik des Chirurgen geschult werden – das heißt, er muß den virtuellen Patienten und seine Organe anfassen und spüren können. Wenn der Chirurg eine imaginäre Leber berührt, sollen Kontakte des Instrumentes oder eines speziellen Handschuhs ihn spüren lassen, ob die »Oberfläche« weich oder knotig ist. Und wenn sein Skalpell eine Ader trifft, soll der Computerpatient »bluten«. Noch setzt mangelnde Rechenleistung der Computer der Realitätsnähe solcher Simulationen eine Grenze. Erste Simulatoren, etwa zur Knie- oder auch zur Bauchoperation, sind jedoch bereits in den ersten Erprobungsphasen.

Zurück auf den Boden der Tatsachen

Viele der Zukunftskonzepte, an deren Entwicklung derzeit gearbeitet wird, sind noch unausgegoren, und wichtige technische Fragen sind noch nicht zufriedenstellend gelöst. Unklar ist beispielsweise, ob die Chirurgen wirklich in die Körper ihres Patienten »eintauchen« werden wollen, wie es sich manche Entwickler der virtuellen Realität vorstellen. Einige Chirurgen halten eine mildere Form des Computereinsatzes im Operationssaal für nützlicher. In diesen Konzepten wird der Rechner sozusagen zwischen das Endoskop und den Videomonitor geschaltet. Auf Wunsch kann sich der Chirurg, der etwa die Leber seines Patienten auf dem Monitor betrachtet, von dem Rechner ein Röntgen- oder Ultraschallbild einspielen lassen, das das Videobild überlagert – und ihm so gleichsam einen Blick in das Innere des Organs erlaubt.

Sinn machen solche technischen Neuerungen ohnehin nur, wenn die minimal invasive Chirurgie beweist, daß sie den technischen Aufwand wert ist. Und dieser Beweis ist äußerst mühsam, denn er muß für jeden einzelnen Typ von Eingriff getrennt durchgeführt werden. »Einen echten Fortschritt«, schreibt der Chirurg Alfred Cuschieri von der Universität Dundee seinen Kollegen ins Stammbuch, »wird die endoskopische Chirurgie nur durch eine gründliche Beurteilung der Verfahren, ihrer Sicherheit, ihrer Langzeitresultate und ihrer Bedeutung für die Kosten unserer Gesundheitssysteme machen – in Verbindung mit dem technischen Fortschritt. Am Ende ist es gleichgültig, wie eine Operation durchgeführt wird, solange sie fehlerlos und zum Nutzen des Patienten geschieht.«

Glossar

Abdomen, abdominal	Bauch, Unterleib
Abszeß	Eitergeschwür
Adenom	gutartige Wucherung
Adhäsiolyse	Lösung von Verwachsungen
Adhäsion	Verwachsung, Verklebung (durch Vernarbung)
Anästhesie	Narkose
Angioskopie	endoskopische Untersuchung der Gefäße
Appendektomie	Blinddarmentfernung
Appendix	Blinddarm
Appendizitis	Blinddarmentzündung
Arthrofibrose	Wucherungen im Gelenk
Arthrose	schmerzhafter Verschleiß der Gelenke
Arthroskopie	Endoskopie eines Gelenks
axillar	unter der Achsel
Ballondilatation	Dehnung eines verengten Gefäßes durch einen aufpumpbaren Ballon
Biopsie	Entnahme einer Gewebeprobe
Bronchialkarzinom	bösartiger Lungentumor
Bronchoskopie	Endoskopie der unteren Atemwege

Cholangiographie	röntgenologische Darstellung der Gallengänge
Choledochus	Gallengang
Cholestase	Gallenstauung
Cholezystektomie	Entfernung der Gallenblase
Cholezystogtomie	Gallenblaseneröffnung
Clip	Klammer
Diskektomie	Enfernung von Teilen der Bandscheibe
Drainage	Absaugen von Wundflüssigkeiten
Ejakulation	Samenerguß
Elektrokauter	Instrument zur Elektrokoagulation
Elektrokoagulation	Verkochung von Gewebe zur Blutstillung
Endometriose	Verschleppung von Gebärmutterschleimhaut außerhalb der Gebärmutter
Endometrium	Gebärmutterschleimhaut
Endoskop	Instrument zur inneren Betrachtung von Organen und Körperteilen
Erythrozyten	rote Blutkörperchen
Exzision	Entfernung durch Herausschneiden
Falloposkopie	Endoskopie der Eileiter
Fetoskopie	Endoskopie der Fruchtblase
Fibrose	Bindegewebswucherung
Fundoplicatio	Operation am Mageneingang
gangränös	absterbend
Gastroskopie	Endoskopie des Magens
Gynäkologie	Frauenheilkunde

Hernie	Bruch, etwa Leistenhernie
Herniotomie	Leistenbruchoperation
Hospitalisationszeit	Liegezeit im Krankenhaus
Hysterektomie	Entfernung der Gebärmutter
Indikation	Grund zur Anwendung eines bestimmten medizinischen Verfahrens
Infusion	Einfließen von Flüssigkeiten in Venen
Insufflator	Gerät zum Einblasen von Gasen
Internist	Facharzt für innere Medizin
intrahepatisch	in der Leber
intraoperativ	während der Operation
intraperitoneal	in der Bauchhöhle
invasiv	eindringend
Karzinom	bösartige Wucherung, Krebs
Katheter	röhrenförmiges Instrument zur Ableitung oder zum Einbringen von Flüssigkeiten
Kolon	Dickdarm
kolorektal	den Dick- und Enddarm betreffend
kurativ	auf Heilung abzielend
Laparoskopie	Endoskopie des Bauchraums
Laparotomie	Eröffnung des Bauchraumes
Larynx	Kehlkopf
Leukozyten	weiße Blutkörperchen
Lithotripsie	Zerkleinerung von Gallensteinen in der Gallenblase
Lymphadenektomie	Entfernung der Lymphknoten
Magnetresonanztomographie	röngenstrahlenfreies, bildgebendes Verfahren mit hoher Auflösung

Malignität	Bösartigkeit
Malignom	bösartige Wucherung
Meniskus	knorpelige Scheibe in verschiedenen Gelenken, mit dem Zweck, die Belastungen und Kräfte zu verteilen
Metastase	Tochergeschwulst, Ansiedlung von Tumorzellen fern der ursprünglichen Wucherung
Miniarthrotomie	Eröffnung eines Gelenks durch einen kleinen Schnitt
Monitoring	Überwachung
Myom	gutartige Wucherung von Muskel- und Bindegewebe, etwa in der Gebärmutterwand
Ödem	Wasseransammlung im Gewebe
Orthopädie	medizinische Fachrichtung, die sich mit der Behandlung von Erkrankungen des Bewegungsapparates beschäftigt
Ösophagus	Speiseröhre
Ösophagusvarizen	Krampfader-ähnliche Erweiterung der Speiseröhrenvenen
Ovar	Eierstock
Oxymeter	Fingerklemme zur Bestimmung des Sauerstoffgehaltes im Blut
palliativ	darauf abzielend, die Symptome einer unheilbaren Krankheit zu vermindern, mit dem Ziel einer möglichst hohen Lebensqualität
Patch	Gewebstückchen
pelvin	Becken
Pelviskopie	Endoskopie des Beckenraums

Perforation	Durchbruch
Periduralanästhesie	rückenmarksnahe Narkoseform zur Betäubung der unteren Körperhälfte
Peritoneallavage	Spülung der Bauchhöhle
Peritoneum	Bauchfell
perkutan	durch die Haut
Pharynx	Rachen, Schlund
Pleuraresektion	Entfernung des Brustfells
Pneumoperitoneum	Gasaufblähung des Bauchraums
Pneumothorax	Lungenkollaps
Polyp	Wucherung
postpoperativ	nach der Operation
Prolaps	Vorfall
Prostata	die männliche Vorsteherdrüse
Prostataadenom	gutartige Wucherung der Prostata
Prostatektomie	Entfernung der Prostata
Prostatahyperplasie	Vergrößerung der Prostata
Radiologe	Facharzt für Röntgen und andere bildgebende Verfahren
Refertilisierung	Wiederherstellung der Fruchtbarkeit
Reflux	Rückfluß, etwa von Mageninhalt in die Speiseröhre
Rektum	Enddarm
Resorption	Aufnahme von Gasen oder Flüssigkeiten etwa in ein Gewebe
Rezidiv	Wiederauftreten einer Erkrankung
Sklerotherapie	Verödungsbehandlung
Spermien	männlicher Samen
Spinalkanal	Rückenmarkskanal
Stent	maschendrahtartige Verstärkung für ein Gefäß
Sterilität	Unfruchtbarkeit

Thorakoskopie	Endoskopie des Brustkorbs
Thorax	Brustkorb
Thrombozyten	Blutplättchen
transanal	durch den After
Transfusion	Blutübertragung
transurethal	durch den Harnleiter
Trokar	Führungshülse für endoskopische Instrumente
Ulcus	Geschwür
Ulcusperforation	Durchbruch eines Magengeschwürs
Urologie	Heilkunde der Harnorgane
Uterus	Gebärmutter
Vagotomie	Durchtrennen der Äste des Vagusnerves
Zirrhose	Vernarbung eines Organs
Zyste	gutartige, flüssigkeitsgefüllte Bindegewebsblase
Zystoskopie	Endoskopie der Blase

Literatur

Verzeichnis der wichtigsten Literatur. Weitere Quellen siehe dort.

Allgemein

Bueß G, Cuschieri A, Perissat J (1994) Operationslehre der Endoskopischen Chirurgie. Springer, Berlin Heidelberg New York

Cuschieri A, Bueß G (1994) Endoscopic Surgery. Springer, Berlin Heidelberg New York

Geschichte

Moll F (1994) Historische Anmerkungen zur Entwicklung von Endoskopie und minimal invasiver Operationstechnik. Zeitschrift für ärztliche Fortbildung 88: 333-344

Rathert P, Lutzeyer W, Goddwin W. (1974) Phillip Bozzini and the Lichtleiter. Urology 3: 113-123

Das »Cockpit« der Chirurgie

Pier A, Benedic M, Mann B, Buck V (1994) Das postlaparoskopische Schmerzsyndrom. Der Chirurg 65: 200-208
Smith RS, Organ CH (1993) Gasless laparoscopy with conventional instruments. Norman

Eingriffe im Bauchraum

Clarkson R, Waldner H, Siebeck M, Schweiberer L (1993) Hat die laparoskopische Appendektomie Vorteile? Die laparoskopische Appendektomie im Vergleich zur konventionellen Appendektomie. Eine begleitende Untersuchung bei Einfuhrung der Laparoskopie. Zentralblatt der Chirurgie 118: 733-740
Karaorman M, Fernandez F, Werthmann K, Trede M (1994) Ergebnisse einer prospektiven Studie zur laparoskopischen Appendektomie. Der Chirurg 65: 1126-1129
Lewis F, Holcroft J, Boey J et al. (1975) Appendicitis – a critical review of diagnosis and treatment in 1000 cases. Arch Surg 110: 667-684
Stoker DL, Spiegelhalter DJ, Singh R, Wellwood JM (1994) Laparoscopic versus open inguinal hernia repair: randomised prospective trial. The Lancet 343: 1243-1245

Ein Blick in die Gelenke

Akelman E, Weiss AP (1994) The etiology of and surgical options for carpal tunnel syndrome. Current Opinion in Orthopedics 5/IV: 8-15
Errico TJ (1995) Spinal surgery for today and tommorrow. Current Opinion in Orthopedics 6/II: 1-2
Kohn D, Wirth CJ (Hrsg) (1994) Arthroskopische versus offene Operationen. Enke, Stuttgart
Sherk HH, Maes KE (1995) Percutaneous lumbar diskectomy. Current Opinion in Orthopedics 6/II: 31-40

Kinder

Evans M et al. (1995) In utero fetal muscle biopsy alters diagnosis and carrier risks in Duchenne and Becker muscular dystrophy. Fetal Diagnosis and Therapy 10: 71-75

Foley MR et al. (1995) Use of the Foley Cordostat grasping device for selective ligation of the umbilical cord of an acardiac twin: a case report. American Journal of Obstretics and Gynecology 172: 212- 214

Quintero R et al. (1995) Percutaneous fetal cystoscopy and endoscopic fulguration of posterior urethrals valves. American Journal of Obstretics and Gynecology 172: 206- 209

Waldschmidt J (1993) Endoskopische Techniken in der Kinderchirurgie. Minimal Invasive Medizin. Med Tech 4: 39-48

Waldschmidt J, Schier F (1995) Minimal invasive Chirurgie bei Neugeborenen und Kindern. Notabene Medici 3: 61

Gynäkologie

Garry R (1994) Various approaches to laparoscopic hysterectomy. Current Opinion in Obstretis and Gynecology 6: 215-222

Lübke M, Semm K (1994) Minimal invasive Chirurgie. Der informierte Arzt. Gazette Médical 15: 249-256

Operative Endoskopie in der Gynäkologie. (1993) Der Gynäkologe 26: 304ff

Schmeller N, Lubos W, Theodorakis J, Fabricius PG (1994) Laparoskopische pelvine Lymphadenektomie. Münchner Medizinische Wochenschrift 135: 193-196

Hals-Nasen-Ohren

Steiner W (1994) Therapie des Hypopharynxkarzinoms. HNO 42: 4-13

Was kostet die minimal invasive Chirurgie?

Conway DP (1993) Laparoscopic Surgery: Potential for health care cost reductions. Journal of Laparoendoscopic Surgery 3: 259-262

Deutsche Krankenhausgesellschaft. Zahlen, Daten, Fakten 94/95

Escarce JJ, Chen W, Schwartz JS Falling cholecystectomy thresholds since the introduction of laparoscopic cholecystectomy. Journal of the American Medical Association 273: 1581-1585

Lefering R, Troidl H, Ure BM (1994) Entscheiden die Kosten? Der Chirurg 65: 317-325

MacFayden BV, Lenz S (1994) The economic considerations in laparoscopic surgery. Surgical Endoscopy 8: 748-752

Minimal Invasive Therapie, Studie der Prognos AG im Auftrag des Bundesforschungsministeriums, 1992

Ure BM, Lefering R, Troidl H (1995) Costs of laparoscopic cholecystectomy. Surgical Endoscopy 9: 401-406

Hinter den Kulissen

Banta HD (1993) Implications of minimally invasive therapy. Australian Clinial Review 13: 83-88

Banta HD (1993) Minimally invasive surgery – Implications for Hospitals, health workers and patients. British Medical Journal 307: 1546-1549

Ernüchterung nach dem Boom. Kölner Stadt-Anzeiger 16.10.1992

Greene FL (1993) Sociopolitical intrigue in laparoscopic surgery. Surgical Endoscopy 7: 380-382

Mehr Ärzte – mehr Kranke? Frankfurter Allgemeine Zeitung 27.4.94.

Minimal-invasive Chirurgie – auf Galle komm raus. Ärzte Zeitung 13.4.94

Rutkow IM (1992) Laparoscopic hernia repair. Archives of Surgery 127: 1271

Schreiber HW, Effenberger T (1991) Chirurgische Laparoskopie – minimal-invasive Chirurgie. Langenbecks Archiv der Chirurgie 376: 65-66

»Wer kann, der darf«. Der Spiegel 45/1992, S. 322-326

Zukunft

Benabid AL (1993) A routine stereotactic procedure in 2003. Neurosurgery 33: 660-662

Brown W, Satava R, Rosen J (1994) Virtual reality and surgical training: simulating the future. Minimally Invasive Therapy 3: 81-86

Satava R, Simon I (1994) Endoscopy for the year 2000. Experimental and Investigational Endoscopy 4: 397-407

Simon IB (1993) Surgery 2001. Surgical Endoscopy 7: 462-463

Sperlich T (1994) Doctor Cyber. ct Heft 10: 86-96

Teleoperationen mit dem Roboterarm. Süddeutsche Zeitung 14.4.94

Wickham JEA (1994) Future developments. British Medical Journal 308: 193-196

Abbildungsnachweis

Abb. 1, 2, 3, 30a, 30b	Mit freundlicher Unterstützung der Richard Wolf GmbH – 75438 Knittlingen
Abb. 6	Forschungszentrum Karlsruhe.
Abb. 11	Mit freundlicher Genehmigung der Olympus Optical Co. GmbH – 20097 Hamburg
Abb. 32	Fraunhofer-Institut für Produktionstechnik und Automatisierung, Stuttgart

Naturgeschichte des Lebens
Eine paläontologische Spurensuche
3. Aufl. Etwa 240 S. 76 Abb., 7 in Farbe Brosch.
DM 34,80 ISBN 3-540-60305-0

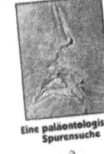

Flugverkehr und Umwelt
Wieviel Mobilität tut uns gut?
Etwa 230 S. 40 Abb., 6 in Farbe, 29 Tab.
Brosch. **DM 34,80** ISBN 3-540-60309-3

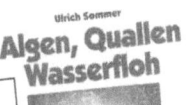

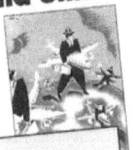

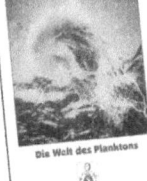

Algen, Quallen, Wasserfloh
Die Welt des Planktons
VII, 196 S. 78 Abb., 36 in Farbe, 1 Tab. Brosch. **DM 29,80**
ISBN 3-540-60307-7

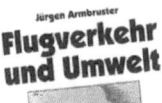

Naturkatastrophen
Spielt die Natur verrückt?
VIII, 224 S. 44 Abb., 11 in Farbe Brosch.
DM 29,80 ISBN 3-540-59097-8

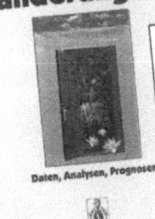

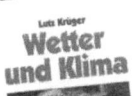

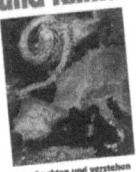

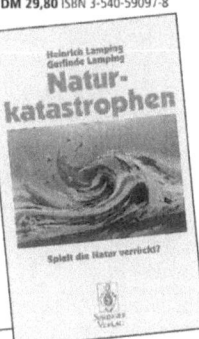

Klimaänderungen
Daten, Analysen, Prognosen
XIII, 224 S. 58 Abb., 7 in Farbe
Brosch. **DM 29,80**
ISBN 3-540-59096-X

Wetter und Klima
Beobachten und verstehen
VII, 211 S. 65 Abb., 22 in Farbe Brosch.
DM 29,80; öS 232,50
ISBN 3-540-57895-1

■ ■ ■ ■ ■ ■ ■ ■

Springer

Preistabelle:
DM 29,80 = öS 217,60 = sFr 29,80
DM 34,80 = öS 254,10 = sFr 34,80
Preisänderungen vorbehalten.

Traumpartner
Evolutionspsychologische Aspekte der Partnerwahl
VII, 254 S. 23 Abb., 10 in Farbe, 29 Tab. Brosch.
DM 34,80 ISBN 3-540-60548-7

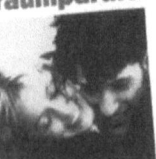

Was kostet die Welt ?
Wie Kinder lernen, mit Geld umzugehen
VII, 279 S. 24 Abb. Brosch. **DM 34,80**
ISBN 3-540-59228-8

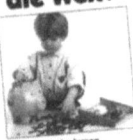
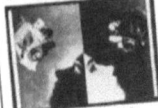

Fotopsychologie
Lächeln für die Ewigkeit
Etwa 280 S. 79 Abb., 23 in Farbe, 4 Tab. Brosch. **DM 34,80**
ISBN 3-540-60308-5

Kinderzeichnungen
Wie sie entstehen, was sie bedeuten
VIII, 187 S. 71 Abb., 13 in Farbe, 1 Tab. Brosch. **DM 29,80**; öS 232.50
ISBN 3-540-57042-X

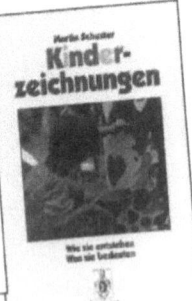
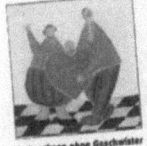

Einzelkinder
Aufwachsen ohne Geschwister
X, 201 S. 22 Abb., 6 in Farbe Brosch. **DM 29,80**
ISBN 3-540-59020-X

Aggression
Verstehen und bewältigen
VIII, 149 S. 13 Abb. Brosch. **DM 29,80**
ISBN 3-540-60550-9

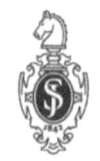

Springer

Preistabelle:
DM 29,80 = öS 217,60 = sFr 29,80
DM 34,80 = öS 254,10 = sFr 34,80
Preisänderungen vorbehalten.

tmBA95.12.05

MIX
Papier aus verantwortungsvollen Quellen
Paper from responsible sources
FSC® C105338

If you have any concerns about our products,
you can contact us on
ProductSafety@springernature.com

In case Publisher is established outside the EU,
the EU authorized representative is:
**Springer Nature Customer Service Center GmbH
Europaplatz 3, 69115 Heidelberg, Germany**

Printed by Libri Plureos GmbH
in Hamburg, Germany